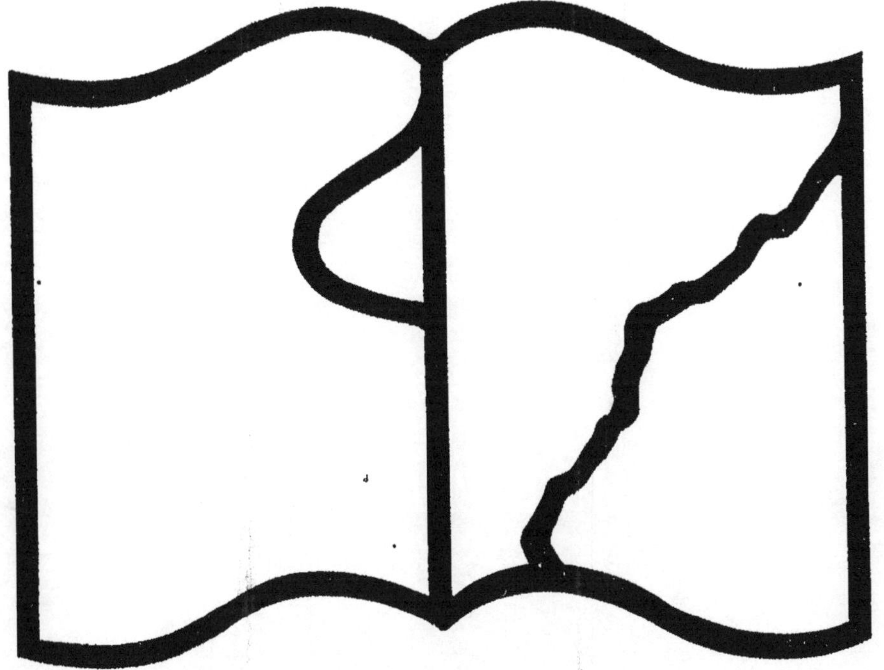

Texte détérioré — reliure défectueuse

NF Z 43-120-11

Symbole applicable
pour tout,ou partie
des documents microfilmés

BIBLIOTHÈQUE DE
CHIMIE PRATIQUE

INTOXICATIONS

ALIMENTAIRES

Dr. A. MARTHA

BIBLIOTHÈQUE DE CHIMIE PRATIQUE

PUBLIÉE SOUS LA DIRECTION

DE MM.

G. DAREMBERG
Correspondant de l'Académie de Médecine

CH. GIRARD
Chef du Laboratoire Municipal

VOLUMES PARUS

Arthus. — Coagulation des liquides organiques.

A. Martha. — Les Intoxications alimentaires.

EN PRÉPARATION

Alfred Held. — Les Alcaloides de l'Opium.

Victor Génin. — Applications de la micrographie a l'analyse chimique.

Granger. — Guide du Photographe amateur.

Marès. — Conservation des Fourrures.

Le Hello. — Le Pur Sang.

E. Auscher. — Les Céramiques cuisant a haute température.

E. Gérard. — Huiles et Graisses comestibles. 2 vol.

F. Mourot. — La Chimie et la Pharmacie.

E. Bourquelot. — Les Ferments solubles.

Calixte Pagès. — Hygiène des Femelles laitières.

G. Meillère. — Analyse chimique de l'eau.

Petit. — Sucres et Dextrines.

Paget. — Blanchiment.

Doumerc. — Falsification.

Sonnié-Moret. — Chimie clinique.

Lévy. — Histoire de la Chimie.

LES
INTOXICATIONS
ALIMENTAIRES

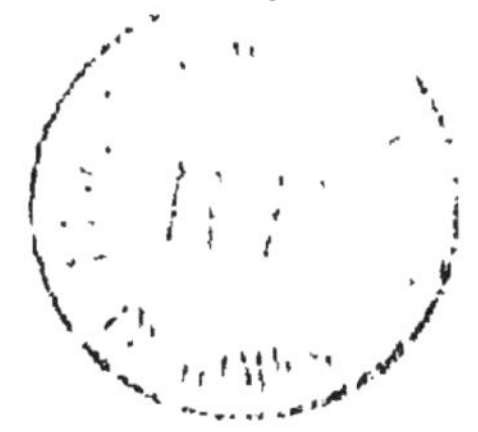

PAR

A. MARTHA

Ancien interne des hôpitaux

AVEC TRENTE FIGURES DANS LE TEXTE

PARIS

RUEFF ET CIE, ÉDITEURS

106, BOULEVARD SAINT-GERMAIN, 106

1894

LES

INTOXICATIONS

ALIMENTAIRES

INTRODUCTION

Tous les aliments, animaux ou végétaux, peuvent donner lieu à des accidents d'intoxication quand ils se trouvent placés dans de mauvaises conditions. Il n'est donc pas possible, dans un travail sur les intoxications alimentaires, de faire une revue détaillée et complète des aliments capables de devenir dangereux ; ce serait une énumération longue, sans intérêt et qui ne rentre pas dans l'idée et le cadre de ce manuel.

Nous croyons qu'il est préférable, pour montrer ce qu'est une intoxication alimentaire, de prendre un certain nombre de types d'aliments animaux ou végétaux parmi ceux que l'expérience a démontré être le plus souvent nuisibles, de chercher pourquoi l'intoxication a lieu, comment elle se manifeste et quels sont les meilleurs moyens, les plus pratiques et les plus simples qui peuvent mettre l'homme à l'abri de ces atteintes parfois si graves. En un mot, nous avons l'intention de donner un aperçu, une idée générale des intoxications alimentaires et non pas de dresser une liste complète et minutieuse de ces denrées toxiques.

Les accidents ont été souvent redoutables, frappant plusieurs centaines d'individus, revêtant ainsi l'aspect de véritables épidémies : c'est principalement dans les casernes, à bord des navires, que ces empoisonnements en masse ont été observés, ces agglomérations d'hommes recevant la même nourriture, dans les mêmes conditions.

Autrefois on aurait accusé, dans des cas analogues, l'étamage des casseroles, le cuivre dans les aliments, etc.; aujourd'hui la question est devenue plus vaste et plus compliquée; l'empoisonnement, en général, est dû à l'aliment lui-même qui en se décomposant produit soit des ptomaïnes, soit des toxines.

Dans d'autres cas, l'aliment frais, non contaminé, empoisonne ceux qui s'en nourrissent, parce qu'il est par lui-même toxicofore; c'est ce qu'on observe avec certains poissons; ou bien il est envahi par des microbes tels que ceux de la tuberculose ou du charbon.

L'addition de substances étrangères, dangereuses ou toxiques, aux aliments, est encore une autre cause d'intoxication pour l'homme, non que la dose de matière étrangère soit assez considérable pour provoquer immédiatement des accidents; mais l'absorption journalière, répétée des semaines ou des mois d'une de ces substances inoffensives à petites doses, devient peu à peu un toxique redoutable [1].

1. On trouvera à la fin de ce volume la bibliographie des intoxications alimentaires, avec indication des principales sources.

CHAPITRE PREMIER

HISTORIQUE

Les lois de Moïse. — Les intoxications en Grèce, en Italie. — En France au moyen âge.

Les intoxications produites par des aliments ont été fréquentes de tout temps; et les plus vieilles prescriptions hygiéniques[1] y font allusion : la loi de Moïse avait réglementé l'alimentation des Juifs, proscrivant certains aliments, ou en autorisant d'autres à la condition qu'ils fussent préparés d'une façon particulière. Moïse défendit à son peuple de manger du sang, de se nourrir « de la chair d'une bête morte d'elle-même ou déchirée par d'autres »[2]; il exigea que les aliments fussent saignés et proscrivit l'usage du porc qu'il classait parmi les bêtes immondes : cette prohibition semble avoir été déterminée

1. Le *Zend avesta* par P. Berger. *Revue des Deux Mondes*, 15 septembre 1893.
2. *Lévitique*, chap. XVII, 15.

par l'idée que la chair de cet animal, employée comme aliment, constituait l'une des causes de la lèpre. On peut supposer que Moise[1] avait constaté pendant son séjour en Égypte les inconvénients que présente la chair de porc au point de vue alimentaire, ou que tout au moins il avait adopté les préjugés que les anciens Égyptiens nourrissaient à l'égard de cette espèce domestique. Au dire d'Hérodote, en effet, les Égyptiens considéraient le porc comme un animal tellement immonde que, si une personne en touchait un, ne fût-ce qu'en passant, elle devait sur-le-champ s'aller plonger dans le fleuve avec ses habits ; que les gardiens de ces animaux étaient exclus des temples et qu'ils étaient obligés de se marier entre eux.

En Grèce et en Italie on trouve encore la trace de certaines préoccupations d'hygiène alimentaire.

Les Agoranomes[2], dit Aristote, sont au nombre de 10 : 5 pour le Pirée, 5 pour Athènes; ils sont chargés par les lois de veiller sur tout ce qui se vend, de manière à ce que les marchandises soient livrées en bon état de conservation et non falsifiées.

1. Oustalet, Voir art. *Porc* du *Dict. de Dechambre.*
2. Aristote, *Constitution d'Athènes*, chapitre 51.

Plaute fait également allusion au rôle de l'édile sur les marchés. « Toutes les fois qu'il y a des marchandises frelatées, l'édile les jette[1]. »

En France[2], au VIIe siècle, il y avait des gens chargés de l'inspection du commerce; ils visitaient les marchés et devaient empêcher qu'il ne s'y commît aucune fraude sur la qualité, le prix, le poids dans la vente des grains, du pain, de la viande et du vin. Plus tard, en 1667, il fut institué à Paris un lieutenant général de police et en 1669 des lieutenants généraux de police dans toutes les juridictions royales de France. Ces magistrats étaient chargés de la visite des halles, foires, marchés, de l'approvisionnement, du prix des denrées, etc., devaient faire punir les marchands qui vendaient des vivres corrompus, altérés, défendaient la vente des bestiaux morts de maladie ou étouffés.

Certaines villes, et Paris, en particulier, édictèrent à différentes époques des règlements relatifs à la vente des chevreaux, volailles, gibiers, poissons, etc. Dès 1258 une ordonnance du prévôt de Paris défendit aux rôtisseurs de rôtir, cuire des « vieilles oies, chairs de bœuf, mouton

1. PLAUTE, *Rudens*, II, 3,43. Édition Benoist.

2. Voir VILLAIN et BASCOU, *Manuel de l'Inspecteur des viandes*. Paris, 1890.

ou porc, agneaux, chevreaux ou cochons qui ne soient pas bons et loyaux et aient une bonne moelle; de faire saucisse avec chair de porc malsaine, de vendre des boudins de sang», etc. Il est également défendu de vendre des volailles étouffées ou mortes d'elles-mêmes.

Différents arrêts du parlement réglementent la vente du poisson de mer qui devra être présenté aux jurés; il est défendu aux vendeurs de poisson de mer au détail de falsifier, avec de la chaux ou autrement, le poisson salé ou détrempé.

La vente des porcs était l'objet d'une grande surveillance; on écartait de la consommation les porcs atteints de ladrerie; les langueyeurs visitaient les porcs vivants sur les marchés; les jurés-visiteurs des chairs, lards et graisses, visitaient les viandes de porc sur les marchés et dans les boutiques.

Des arrêts de 1602 et 1667 autorisaient la vente des porcs qui ne présentaient que quelques grains de ladre et dont les chairs n'étaient point corrompues; mais on était tenu de mettre au sel ces chairs pendant quarante jours; puis on les exposait en vente dans un lieu à part de la halle, désigné par un drapeau blanc.

C'est seulement de nos jours que les esprits

ont été frappés des dangers possibles résultant de l'emploi de certains aliments, et cette préoccupation a donné naissance à des règlements et à des lois qui ont été appliqués dans les marchés et les boutiques.

Les règlements ont pu être plus précis, plus rigoureux, grâce au progrès de la chimie et des sciences telles que l'histologie et la bactériologie : le perfectionnement des méthodes, l'emploi d'instruments précis ont permis d'obtenir des résultats en hygiène alimentaire et de donner de justes explications à des observations médicales, jusque là incertaines et vagues, dans des cas d'intoxications alimentaires.

Les aliments animaux et végétaux peuvent être contaminés par de nombreuses substances étrangères, telles que du *cuivre*, du *plomb*, de *l'arsenic*, etc., que cette contamination soit le résultat d'accidents involontaires ou de tentatives criminelles. Ces aliments ainsi contaminés donneront lieu à des intoxications diverses, légères ou graves, mortelles même.

Cependant nous ne ferons pas rentrer dans le cadre de notre sujet ces intoxications : le programme que nous aurions à développer serait trop considérable ; nous n'en parlerons que d'une façon très brève, et nous renverrons le lecteur aux différents *traités de toxicologie* où il trouvera avec grands détails toutes ces intoxications.

Nous limiterons notre étude des intoxications alimentaires au cas où l'aliment, végétal ou animal, est toxique par lui-même, comme certains champignons ou certains poissons, ou bien devient toxique par l'apparition de phénomènes particuliers, tels que la putréfaction, le développement de microbes divers ou la présence de parasites, etc.

C'est donc pour limiter notre sujet, que nous avons commencé par éliminer l'intoxication alimentaire due à la présence de poisons minéraux.

Une viande gâtée, un pain avarié donnent lieu à des coliques, des vomissements, des symptômes fébriles ou nerveux, etc.; une viande ladre peut être le point de départ du tænia, un animal tuberculeux ou charbonneux amènera, chez l'homme qui en mangera, la tuberculose ou le charbon. D'une part, on pourra assister à des accidents aigus, rapidement mortels; d'autre part, l'homme intoxiqué par une viande ladre portera son tænia souvent sans s'en douter; les accidents dus aux intoxications alimentaires sont donc très variés.

Nous étudierons les aliments frais toxiques

par eux-mêmes, les aliments contaminés par des microbes, des parasites; nous verrons que dans le développement de ces accidents il faut tenir un certain compte des dispositions individuelles, des *idiosyncrasies*. Nous essayerons de montrer l'importance des différents agents d'intoxication, question tout à l'ordre du jour, depuis qu'il est admis de plus en plus que dans la plupart de ces accidents le microbe n'a qu'un rôle secondaire, tandis que tout le danger appartient aux ptomaïnes et aux toxines. Les symptômes observés dans ces empoisonnements et les moyens thérapeutiques seront l'objet des deux derniers chapitres.

CHAPITRE II

DES INTOXICATIONS ALIMENTAIRES DUES A DES FALSIFICATIONS ET A DES ALTÉRATIONS CHIMIQUES

Des falsifications du pain. — Des altérations des médicaments. — Des substances toxiques le plus ordinairement employées. — Falsification du pain d'épice, des oranges, etc.

Si un certain nombre de falsifications sont inoffensives, il n'en est pas moins vrai qu'elles amènent avec elles un certain degré de nocuité, puisque les aliments ainsi dénaturés ont perdu une plus ou moins grande partie de leurs propriétés nutritives[1]. C'est ainsi que dans les boîtes de conserve on substitue souvent des morceaux à bas prix, des viscères sans utilisation habituelle, aux parties nobles de l'animal. La farine

1. Voir le livre de MM. Polin et Labit, *Examen des aliments suspects*. Paris, 1892, G. Masson.

de blé peut être mélangée de fécules, de légumineuses d'un prix moindre, de poudres inertes diverses : on livre alors à la consommation des pains analogues à ceux que la population parisienne dut manger, par nécessité, pendant le siège de Paris, et dans lesquels la farine, surtout dans les dernières semaines du siège, entrait pour des proportions minimes.

On ajoute parfois à la farine des poudres minérales (craie, plâtre, poudre d'os, sulfate de baryte). En Pensylvanie, quatre usines préparent en grand une poudre minérale savonneuse destinée à l'adultération du pain.

Dans d'autres cas, on introduit dans le pain des substances capables d'améliorer des farines avariées ; le pain présente une belle apparence, mais il n'en contient pas moins des particules étrangères plus ou moins toxiques.

C'est ainsi que le sulfate de cuivre à faible dose a la propriété de rendre au gluten avarié son élasticité ; le pain ainsi traité lève bien et présente une croûte et une mie plus belles[1].

En Angleterre, les boulangers ajoutent souvent à la farine de l'alun, ou du borax, pour en augmenter la blancheur.

1. Voir article *Pain* du *Dict. de Dechambre.*

Le sulfate de cuivre, l'alun, le borax, etc., employés à faible dose, ne peuvent pas donner lieu à des accidents ; mais l'intoxication survient par ce fait que ce pain sert tous les jours à l'alimentation, et l'organisme absorbe des substances étrangères qui, à la longue, sont capables de l'intoxiquer. De plus l'adjonction de ces substances permet de vendre des farines avariées qui par elles-mêmes sont indigestes ou toxiques.

« Le plus souvent, dit P. Coulier[1], la proportion des substances vénéneuses employées est minime et ne peut produire immédiatement des accidents qu'on puisse rapporter avec certitude à l'introduction du poison dans l'économie. Cette faible dose est même l'excuse incessamment mise en avant par les fraudeurs. La quantité est tellement petite qu'elle ne saurait, suivant eux, causer aucun mal. Le médecin ne peut admettre une semblable manière de voir. Il sait que l'action nocive, si faible qu'elle soit, peut par la répétition acquérir une grande puissance ; il ne faut pas oublier en outre que certains poisons administrés à doses réfractées s'accumulent dans l'économie et produisent, à

1. Voir article *Falsification* du *Dict. de Dechambre*.

un moment donné, un effet considérable. »

Nous n'insisterons pas sur les différentes falsifications des aliments; elles sont innombrables. La fraude est une industrie, une science même, et le fraudeur est souvent un chimiste qui non seulement sait les moyens de tromper sur la marchandise, mais encore ceux qui pourront entraver l'analyse chimique et rendre la recherche de la falsification plus difficile[1].

Dans les falsifications alimentaires doivent nécessairement rentrer les *altérations des médicaments*. On comprend aisément les conséquences qui suivent de pareilles falsifications : le médecin prescrit un médicament, de la poudre d'ipéca, par exemple, dans un cas où il est nécessaire d'agir vite, et le malade absorbe une poudre composée en faible partie de poudre d'ipéca, et en grande partie d'une poudre inerte, telle que la poudre de réglisse. Ou bien, c'est un malade en proie à des attaques violentes de fièvre intermittente; le médecin redoute le prochain accès; il prescrit encore une plus forte dose de sel de quinine, puisque les précédentes

1. Consulter : CHEVALIER et BAUDRIMONT, *Dictionnaire des altérations et des falsifications des substances alimentaires.* — HASSAL, *Adulterations detected in foad and Medecine.* London, 1865.

n'ont pas agi, et ce sel de quinine est impur et contient une grande partie de sulfate de chaux! C'est ainsi que l'Assistance publique de Paris a été, il y a quelques années, victime d'une semblable falsification de quinine.

Voici une liste[1] des substances toxiques ordinairement employées pour frauder des objets de consommation; elle est déjà très étendue, et cependant on peut dire qu'elle s'augmente sans cesse de produits nouveaux :

Aliments falsifiés.	*Substances toxiques employées.*
Bière, rhum.	Coque du Levant.
Confiseries; papier à envelopper les bonbons.	Arsénite de cuivre ou vert de Scheele, ou de Schweinfurth, ou vert d'émeraude.
Cornichons, légumes conservés.	Sulfate de cuivre.
Conserves. Fruits desséchés.	Acétate de cuivre.
Sucreries. Thé. Tabac à priser.	Chromate de plomb.
Poivre de Cayenne. Condiments.	Minium. Oxyde rouge de plomb.
Sauces rouges : aux crevettes, homard, anchois,	Terres ferrugineuses rouges.

1. Voir article *Falsification* du *Dict. Dechambre.*

tomates, chocolat, conserves de viandes et de poissons, fromages, thé, tabac à priser.	Rouge de Venise. Bol d'Arménie, ocres jaunes et rouges, terre d'ombre.
Bonbons.	Carbonate de plomb.
Poivre rouge, bonbons.	Bisulfure de mercure.
Thé, bière.	Sulfate de fer.
Pain.	Sulfate de cuivre.
Gin, rhum, gingembre, moutarde.	Poivre de Cayenne.
Bonbons, pâtisserie.	Gomme-gutte.
Thé, tabac à priser.	Chromate de potasse.
Confiseries.	Verts de Brunswick faux, composés de chromate de plomb et d'indigo.
	Oxychlorure de cuivre, sulfure d'arsenic, ferrocyanure de fer, bleu d'Anvers, chaux carbonatée, indigo outremer naturel et artificiel.
Farines, pain, sucreries.	Sulfate de chaux hydraté, plâtre de Paris. — alun.
Vinaigre.	Acide sulfurique.
Bonbons.	Poudres de bronze, de laiton, d'or faux.

Hassall fait remarquer que dans une seule journée la même personne peut introduire dans son estomac, à plusieurs reprises, un assortiment de tous ces poisons, sans sortir des habitudes ordinaires de la vie. Avec les viandes conservées, poissons, anchois, sauces rouges, elle ingérera du bol d'Arménie, du rouge de Venise, du minium, du sulfure d'arsenic. A dîner, avec les sauces et le poivre, elle court les chances d'une seconde dose de ces drogues. Avec les fruits confits, légumes conservés, elle prend une certaine quantité de cuivre. Pour peu qu'il y ait des bonbons au dessert, il est probable que quelques-uns seront colorés avec l'un des poisons dénommés dans le tableau précédent. Après le dîner, on prend une tasse de thé, de la bière, qui peuvent contenir des couleurs vertes nuisibles, de la strychnine, de la teinture de piment, de l'essence de poivre de Cayenne. Que deviendra l'estomac soumis à un pareil régime, surtout s'il s'agit d'un enfant, d'une femme délicate ou d'un convalescent?

Les vins sont frelatés avec une perfection qui fait honneur au savoir et aux connaissances chimiques du fabricant : ce sont des mélanges colorés à la fuchsine ou aux couleurs d'aniline, chargés d'alcools de mauvaise qualité auxquels on ajoute le *bouquet* apppelé huile de vin. L'huile de vin est un produit de l'oxydation par de l'acide nitrique de l'huile de coco, du beurre de vache, de l'huile de ricin et d'autres matières grasses; on obtient aussi des éthers qui donnent au vin, à très faibles doses, un parfum exquis, le bouquet demandé.

On sait, par les expériences de Laborde et Magnan et par celles de Dupuy, combien les alcools inférieurs sont toxiques; ils contiennent de la pyridine et du furfurol qui provoquent des attaques épileptiques chez les animaux mis en expérience.

Le salicylage des substances alimentaires[1] permet de conserver celles-ci plus longtemps; mais un pareil procédé de conservation donne lieu à des accidents : « Il est établi par l'observation médicale, dit le professeur Vallin, que des doses faibles mais journalières et prolongées d'acide salicylique ou de ses dérivés peuvent déterminer des troubles notables de la santé chez certains sujets, chez les personnes âgées, chez celles qui n'ont plus l'intégrité parfaite de l'appareil rénal ou des fonctions digestives. » Le rapport de Vallin à l'Académie de médecine en 1887 donna lieu à de longues discussions, et l'Académie adopta les conclusions du rapporteur.

Le pain d'épice[2] a été falsifié dans ces derniers temps en Belgique de la façon suivante : on ajoute du protochlorure d'étain à la pâte; cette addition permet d'employer des farines de

1. Polin et Labit, *loc. cit.*
2. *Revue d'hygiène*, 20 mai 1892.

qualité plus que médiocre, de substituer la mélasse au miel et d'obtenir des produits conservant l'apparence de ceux de bonne qualité. Lorsque le pain d'épice est préparé à l'aide de farine de seigle et de mélasse, la pâte ne lève pas; la chaleur du four gonfle seulement la masse qui s'applatit ensuite pendant le refroidissement. L'addition de protochlorure d'étain obvie à cet inconvénient et permet d'obtenir une masse ne s'aplatissant pas et présentant, même à l'œil nu, un grain plus fin, plus régulier. Les différents échantillons analysés par M. Pouchet contenaient de 1/2 à 2 p. 100 d'étain. Or on sait par les expériences d'Orfila que le protochlorure d'étain est toxique.

Les oranges dites sanguines[1] ont été l'objet de colorations artificielles. On colore le zeste à l'aide de l'écarlate de Biebrich qui est un dérivé azotique de l'amido-azobenzol ($C^6H^6Az^2$, $C^6H^4Az^2$,$C^{10}H^6OH$). Ce rouge de Biebrich n'est pas toxique.

Il nous faut encore dire quelques mots sur les intoxications résultant du *contact des matières alimentaires saines avec des récipients capables de les intoxiquer.*

1. A. BARILLÉ, *Société de médecine publique et d'hygiène professionnelle.* Séance du 25 mai 1892.

C'est ainsi que les aliments préparés dans des ustensiles en cuivre deviennent dangereux, car le cuivre, en présence des acides, se dissout facilement.

Les casseroles et pots, étamés à l'aide d'un mélange contenant jusqu'à 50 p. 100 de plomb quelquefois, amènent des accidents ; il en est de même des poteries vernissées à l'aide d'un enduit plombifère.

On comprend quelles peuvent être les conséquences de l'usage d'aliments altérés ou falsifiés par l'addition d'aliments avariés.

Quant aux substances *toxiques*, elles ne doivent jamais se trouver ajoutées aux aliments, même à très faible dose. « On sait en effet quelle est la puissance[1] de la continuité, même lorsqu'il s'agit d'un modificateur peu énergique ; et des recherches récentes ont montré, d'une façon absolument évidente, le trouble profond apporté dans l'organisme par l'ingestion continue de petites doses de substances toxiques[2]. Cette action se révèle encore avec une intensité remarquable dans les nombreux

1. Gabriel Pouchet, *Hygiène alimentaire*, de l'*Encyclopédie d'hygiène*. Paris, Lecrosnier, 1890, p. 888.

2. Brouardel et Pouchet, *Annales d'hygiène et de méd. légale*, 3e série, tome XXII.

cas d'accidents saturnins dus à l'introduction fortuite, et à très petites doses, du plomb dans les aliments ou les boissons.

« Tout en étant moins éclatantes, les conséquences fâcheuses des falsifications pratiquées à l'aide de produits inertes ou de moindre valeur n'en sont pas moins certaines. Une substance alimentaire déterminée représente, lorsqu'elle est pure, une certaine quantité de matière nutritive utilisable pour l'organisme. Pour que cette utilisation soit aussi parfaite que possible, il est nécessaire que les différents principes alimentaires primordiaux, c'est-à-dire les albuminoïdes, les hydrates de carbone, les graisses, les sels minéraux et l'eau, présentent, les uns avec les autres, un rapport assez exactement déterminé. Quand ce rapport normal est troublé, la nutrition souffre et peut même arriver à être profondément atteinte.

« Or c'est précisément ce qui se produit dans l'absorption de denrées falsifiées. Certes, il semble bien innocent au premier abord, toute question de bonne foi mise à part, d'ajouter de l'eau à du vin, de la craie ou du plâtre à de la farine ou à du sucre, de vendre du pain qui contienne 10 ou 20 p. 100 d'eau de plus que le chiffre normal, de faire des confitures avec des carottes ou du potiron au lieu d'abricots ou de prunes et de la saccharine à la place de sucre, etc.; mais la valeur alimentaire, le *coefficient nutritif* de chacun de ces produits est profondément modifié; et il devient alors nécessaire de changer, ou tout au moins de compléter une alimentation qui devient insuffisante. Cela n'est pas possible pour tout le monde; et si le riche a toujours une table abondamment fournie et lui offrant une quantité plutôt excessive d'aliments, combien y a-t-il, en revanche, de familles dans lesquelles la dépense consacrée à l'alimentation doit, par absolue nécessité, être réduite au strict minimum? Ces derniers ne peuvent pas s'offrir la compensation qui leur serait nécessaire. »

Cette absorption à petites doses de substances inertes est capable d'exercer une influence fâcheuse sur la santé. Longtemps les troubles passent inaperçus ou tout au moins ne sont pas rattachés à leur véritable cause. Puis, à la suite de certaines conditions, les mêmes malaises atteignent plusieurs familles, un groupe de maisons, un village : en présence de ces symptômes, le médecin, frappé par ces allures épidémiques, en cherche attentivement les causes et finit par reconnaître *que cette intoxication*, ces troubles bizarres doivent être rattachés à une de ces falsifications insignifiantes en apparence.

CHAPITRE III

ALIMENTS FRAIS TOXIQUES PAR EUX-MÊMES

Les animaux toxicofores dans la série animale; les animaux malades ou surmenés. — Les extraits de viande. — Pomme de terre. — Champignons.

Lorsqu'on passe en revue les différents animaux *toxicofores*, on est frappé d'une importante particularité, c'est la rareté de ces animaux dans les classes élevées. Au bas de l'échelle un grand nombre de types sont toxiques et ne peuvent servir à l'alimentation.

Les zoophytes, les mollusques, les crustacés, les poissons mêmes, comprennent de nombreuses espèces toxiques. Les reptiles peuvent, à part une ou deux exceptions, servir à l'alimentation; les oiseaux et les mammifères ne comprennent *pas un seul* représentant qui soit *toxicofore*.

Certains, il est vrai, ont une chair qui ne plaît pas au goût de l'homme, soit par la nature de leurs fibres, soit par leur odeur naturelle ou due à leur genre d'alimentation, mais *tous*, sans exception, peuvent servir, sans danger à l'alimentation.

Dans la classe des poissons les exceptions sont fréquentes; et il n'en manque pas qui occasionnent des accidents légers, graves ou mortels. Les crustacés, les mollusques, les zoophytes deviennent de moins en moins comestibles, à cause des dangers que fait courir leur ingestion. « Est-ce difficulté[1] qu'a l'organisme humain à s'assimiler, par l'alimentation des tissus qui sont, chimiquement et histologiquement, si dissemblables des siens? N'est-ce pas plutôt que les animaux inférieurs ne vivent en quelque sorte que pour la génération, comme le prouvent les proportions de leur appareil reproducteur, et que, dès lors, à chaque époque de frai, à laquelle se lie probablement leur vénénosité accidentelle, leurs tissus acquièrent des qualités préjudiciables? »

Les *poissons* frais, ou tout au moins certains poissons frais, en bon état de conservation,

1. FONSSAGRIVE, *Hygiène navale*.

seront parfois la cause d'intoxications graves et même mortelles.

On a signalé quelques cas d'empoisonnement après l'ingestion du *maquereau* (genre *scombre*) et du *thon* (*thynnus vulgaris*) ; mais il semble que dans ces cas les poissons n'avaient plus leur fraîcheur primitive. La viande de thon qui commence à se gâter prend un goût si âcre qu'on croit que le poisson a été saupoudré de poivre.

La *bonite à ventre rayé* (*thynnus pelamys*), dont la chair est assez agréable, peut devenir vénéneuse. La *bonite* des côtes d'Afrique a une chair jaunâtre qui est vénéneuse et rapidement mortelle.

La famille des *scombéroïdes* comprend quelques espèces vénéneuses telles que les *carangues;* celles qui habitent près de nos côtes d'Afrique sont inoffensives ; mais dans les Antilles la *fausse carangue* (*carranx fallax*) a une chair vénéneuse ; aussi est-elle interdite à la Havane.

La *sphyrène*, aux Antilles, passe pour dangereuse ; des accidents même mortels ont été observés à la suite de l'ingestion de sa chair.

Un poisson de la Méditerranée, le *tétragonure de Cuvier* est vénéneux ; sa chair, blanche et tendre, est dangereuse pendant l'été.

Citons encore comme vénéneuses les *labroïdes* des Antilles, le *lachnolæmus caninus*, les *scares* ou perroquets de mer, et la plupart des espèces qui rentrent dans les genres *tétrodon*, *diodon*, *baliste*, *ostracion*. Dans un cas d'empoisonnement survenu en 1892 à bord du steamer *Yorkshire*, à Périm, la mort fut occasionnée par l'ingestion de poissons appartenant à ces espèces.

Les poissons qui composent la famille des *clupes* sont très recherchés dans l'alimentation; nous n'avons qu'à citer le *hareng*, l'*anchois*, la *sardine*, l'*alose;* cependant quelques espèces sont vénéneuses.

C'est ainsi que la *mélette* (*meletta venenosa*), peu différente du genre de la sardine, qui habite l'Océanie, a donné lieu à plusieurs empoisonnements en 1856 [1], à bord de deux stationnaires; ce furent les hommes qui s'étaient bornés à faire griller les melettes, qui seuls furent malades; car, si on a soin de faire bouillir ces poissons dans l'eau, ils sont sans inconvénient, ou ne produisent qu'une légère indisposition : les naturels jettent l'eau qui a servi à cette préparation culinaire, parce qu'elle s'est chargée du principe toxique.

1. *Revue coloniale*, 1856.

La sardine dorée (*clupea thrissa*), qui habite la mer des Antilles, devient dangereuse à l'époque du frai. On croit que sa chair est toxique suivant les parages qu'elle fréquente et le genre d'animaux dont elle fait sa nourriture. À la Martinique on la mange, tandis qu'à la Guadeloupe et à Saint-Domingue elle est considérée comme malsaine.

Il en est de même de la *sardine du Sénégal*, (*Clupea senegalensis*), dont la chair, souvent inoffensive, donne lieu parfois à des accidents assez sérieux et même mortels.

Parmi les *squales*, on a cité la chair du *griset* comme étant fortement purgative.

Le foie et les œufs d'un certain nombre de poissons sont indigestes et toxiques, alors que leur chair peut ne donner naissance à aucun accident. C'est ainsi que les œufs de *brochet* (*esox lucius*) sont très indigestes, donnent lieu à des nausées ou à une forte diarrhée ; si bien que dans certains pays du nord de l'Europe on s'en servirait, dit-on, comme d'une drogue purgative. Le foie de la *roussette commune* (chien de mer) peut donner lieu à des symptômes d'intoxication.

Le *lethrinus mambo* occasionne aussi des intoxications : c'est ainsi qu'en 1878 un aviso au mouillage, au voisinage de la Nouvelle-Calédonie, présenta un certain nombre de malades qui avaient mangé d'un poisson pêché le long du bord ; et les néo-Calédoniens employés au service du bâtiment avaient assuré qu'il était de bonne qualité et pouvait être mangé sans danger. Le lendemain tout le monde était malade : grande faiblesse des jambes et des articulations rendant la marche et même la station verticale très difficiles, des vomissements, des coliques, de la diarrhée fétide [1].

Selon Dormay [2], voici le tableau symptomatologique de ces empoisonnements. La rougeur de la langue est un phénomène constant ; la chaleur dans la région stomacale 14 fois sur 19 ; des vomissements 17 fois sur 23 ; de la diarrhée 18 fois sur 23 ; des constipations consécutives 12 sur 15. La dilatation des pupilles 16 fois sur 17 ; de l'odontalgie 17 fois sur 22 ; des lésions de la vision consécutives 3 fois sur 20 ; des douleurs articulaires 18 fois sur 19 ; de la dysurie 12 fois sur 19, des désirs vénériens 8 sur 15 ; de la congestion utérine 4 fois sur 15 ; du prurit

1. *Sur plusieurs cas d'empoisonnement survenus à la suite d'ingestion de conserves alimentaires*, par le Dr Guegan. Paris, 1885, thèse.

2. *Traité d'hygiène publique et privée* de BOUCHARDAT. Paris, 1887.

14 fois sur 22; de l'érythème 11 fois sur 21; de l'exfoliation consécutive de l'épiderme 5 fois sur 14; des démangeaisons à la gorge 12 fois sur 16; de l'œdème et de l'érysipèle 3 fois sur 24. Le pouls est dur, fréquent, adynamique.

On a indiqué, dit Bouchardat, plusieurs caractères pour reconnaître les propriétés toxiques des poissons vénéneux; voici les principaux. Un morceau de foie porté sur les lèvres y détermine un sentiment d'âcreté suivi de cuisson. Une cuiller d'argent noircit au contact du foie ou de la chair de ces poissons. Reconnaissons que ces signes peuvent faire défaut. Ce qui a plus d'importance, c'est lorsque des fragments de foie ou d'autres parties du poisson empoisonnent des poules, des chiens, des chats.

Les crustacés et les mollusques comprennent quelques espèces vénéneuses par elles-mêmes, mais qui ne rentrent pas dans l'alimentation.

Parmi celles que l'homme mange, il en est, comme les *moules* par exemple, qui, dans certains cas mal connus encore, donnent lieu à des phénomènes d'intoxication. Nous éliminons, bien entendu, les moules contenant du *cuivre*, ou sur lesquelles se trouvent certains petits crustacés, le *pinnotheres pisum*.

En général les troubles consécutifs à l'ingestion des moules se traduisent par un malaise, des maux de tête et de ventre, de la diarrhée et des vomissements ; puis apparaissent des taches rouges, peu saillantes, de dimensions variables, et le malade se plaint de vives démangeaisons ; cette *urticaire* persiste quelques heures, ou bien un ou deux jours ; la fièvre généralement est assez marquée pendant toute cette période. Parfois on a noté des syncopes, du délire et des troubles de la déglutition. Ordinairement le malade guérit. Cependant les accidents sont, dans certaines circonstances, d'une telle intensité que la mort peut en être la conséquence.

Ces cas d'empoisonnements graves par les moules sont très rares en France, tandis qu'en Allemagne et en Autriche ils se sont présentés dans ces dernières années ; ils ont fait l'objet de travaux de la part de Virchow, Wolf, Salkowski, Brieger, Lustig, etc.[1].

Les escargots ont donné lieu à des intoxications qui se traduisent par de la céphalalgie, un pouls très fréquent, du mutisme, etc. : dans ces cas les recherches ont montré que l'animal ne devait pas être incriminé, mais plutôt la nourriture qu'il avait prise ; c'est ainsi que dans

1. *Recueil des travaux du comité consultatif d'hygiène publique de France*, année 1890, rapport de M. Netter, p. 78.

un empoisonnement, les escargots avaient été recueillis sur les feuilles du *coriaria myrtifolia*.

La viande peut, dans certains cas, donner lieu à des accidents plus ou moins graves, quand elle provient d'animaux *malades* ou *surmenés*.

Les animaux *malades* peuvent-ils servir à l'alimentation humaine? Cette question semble, à première vue, devoir être tranchée par la négative : un animal à l'état de maladie ne doit pas être mangé, et il est nécessaire de ne pas laisser vendre ces chairs sur les marchés.

Au point de vue social et économique une pareille solution est trop radicale, car elle entraîne à de grandes pertes pour les producteurs et pour les acheteurs. L'expérience nous montre qu'il n'y a pas d'inconvénient à manger de la viande d'animaux atteints d'affections n'intéressant pas le système musculaire. En Écosse[1], où les troupeaux de moutons sont très nombreux, les bergers ont l'habitude de se nourrir de la chair de tous les animaux qui périssent; cette viande est généralement utilisée sans danger pour l'alimentation.

Cependant il est maintenant admis que les

1. *Hygiène publique et privée*, par Rosenthal.

animaux malades ne doivent pas servir à l'alimentation, d'abord parce que la qualité de la viande a pu, par suite de la durée de l'affection, diminuer considérablement. De plus, comme il est souvent dangereux de manipuler ces bêtes pour les abattre et les débiter, on les rejette ordinairement.

Ces règles sont suivies dans les villes où existe un abattoir municipal placé sous la surveillance d'un agent compétent, d'un vétérinaire.

Mais dans les campagnes, où il n'y a aucune surveillance des tueries particulières, les bouchers abattent les animaux malades et les débitent, non pas à leurs clients habituels, mais aux habitants des villes voisines. Car dans cette question d'alimentation, les paysans sont très craintifs et, dans bien des régions, préfèrent se passer de viande plutôt que de se nourrir de la chair d'animaux soit malades, soit même abattus en pleine santé, mais à la suite d'un accident, comme d'une fracture, par exemple.

Le boucher campagnard envoie alors cette viande sur un grand centre où elle entre à l'état de viande abattue, par quartiers. Des grandes villes, comme Paris, qui font surveiller avec grand soin leurs abattoirs, qui ont tout un personnel chargé d'empêcher la vente d'animaux malades, reçoivent journellement de grandes quantités de viandes d'animaux malades ; comme on n'a pas pu voir les animaux sur pied, que les morceaux ne sont pas accompagnés des viscères, et pour cause, il est souvent bien difficile, sinon impossible, de reconnaître qu'on est en présence de viandes d'animaux malades.

Sans être malades certains animaux fournissent une viande de mauvaise qualité, et qu'on a l'habitude de rejeter de l'alimentation ; nous voulons parler des animaux *surmenés*, qu'on observe dans les abattoirs. Ce sont des animaux en général mal nourris, couchant en plein air, et obligés de fournir tous les jours une longue course, ou un travail trop pénible. Ces viandes se putréfient très rapidement.

L'extrait de *viande Liebig*, préparé dans l'Amérique du Sud avec la viande de bœuf à laquelle on ajoute parfois du mouton, et d'autres extraits analogues, fournissent un aliment peu nutritif et même dangereux [1].

On obtient avec ces préparations un bouillon fade lorsqu'il est peu chargé, très salé quand la proportion est augmentée ; quant à ses pro-

1. MORACHE, *loc. cit.*

priétés réconfortantes, elles sont nulles, car l'extrait ne contient plus ni graisse, ni albumine, mais uniquement des sels, des acides et quelques matières extractives et excrémentitielles.

100 parties d'extrait de viande renferment :

16 à 22 d'eau. . .		
17 à 22 de sels . .	Potasse 38 à 46. Acide phosphorique 28 à 35 p. 100. Soude 10 à 13.	
56 à 67 de matières organiques. . .	Acide lactique, 3. Créatine, 3. Substance gélatiniforme, 12. Graisse, 0,25 à 1. Albumine traces.	
	Acides inosique. — acétique. — butyrique. Créatinine. Sarcosine, Leucine. Inosite. Hématine. Globuline. Urée.	36

On peut juger par cette analyse le rôle nutritif que joue dans un organisme un bouillon ainsi composé. « C'est donc abuser de la bonne foi publique, dit M. A. Gautier, que de dire ou laisser croire que cet extrait représente ou puisse remplacer une substance réellement alimentaire, et surtout la moindre quantité de viande bouillie ou rôtie[1]. »

Bien plus, des accidents peuvent survenir à la suite de l'ingestion de ces préparations. *Kemmerich*[2] a reconnu en effet que le régime exclusif de l'extrait de viande tuait les animaux plus rapidement que la privation totale d'aliments. *Müller* ajoutait une vingtaine de grammes d'extrait par jour au régime ordinaire d'animaux; au bout de vingt-quatre heures, ils étaient pris d'accidents d'intoxication et succombaient en quatre ou cinq jours.

Ces propriétés toxiques de l'*Extrait de Liebig* sont vraisemblablement dues à la présence des sels de potasse existant à la dose de dix-huit grammes pour cent d'extrait, parmi lesquels le chlorure de potassium, dont les effets sont très rapidement mortels comme l'ont montré les travaux de *C. Bernard* et *Grandeau*.

Les *pommes de terre* sont, bien rarement il est vrai, nuisibles; c'est lorsqu'elles ont germé; dans cet état les tubercules et les rejetons sont dangereux. Il s'y développe (sous la pellicule)

1. A. Gautier, *Chimie appliquée à la physiologie, à la pathologie et à l'hygiène*. Paris, 1874.
2. Morache, *loc. cit.*

un alcaloïde toxique, la *solanine*[1], dans certaines conditions encore mal connues.

Les *champignons* ont malheureusement à leur actif un grand nombre d'accidents souvent mortels.

D'abord il est un point sur lequel on ne saurait trop insister dans cette question des champignons, *c'est qu'il n'existe aucun caractère empirique qui permette de bien distinguer un champignon comestible d'un champignon vénéneux.* C'est la croyance d'une semblable distinction qui est la cause de si fréquents accidents. Pour bien connaître les champignons, pour savoir distinguer un de ces végétaux toxiques d'un autre qui ne l'est pas, on ne peut se baser que sur *les caractères botaniques*.

Les *recettes* les plus variées ont été proposées pour pouvoir reconnaître, à l'aide de préparations culinaires, si un champignon est comestible ou non. Ces recettes sont d'autant plus dangereuses qu'elles sont mal comprises et mal

1. La *solanine* a été découverte par Desfossés dans les baies de la morelle noire et trouvée depuis dans plusieurs *solanum*; la solanine a été obtenue pure et cristallisée en 1839 par Reuling : les conditions de sa production varient avec l'âge des solanum, leur exposition, la nature du sol. Otto retira la solanine des germes de la pomme de terre, et Liebig démontra qu'elle se formait dans ces tubercules lorsqu'ils germaient à l'abri de la lumière.

exécutées par le public : certaines d'entre elles réussissent en effet pour une espèce et ne donnent aucun résultat pour une autre : de là des causes d'erreurs multiples.

C'est ainsi qu'on a prétendu rendre comestibles la fausse oronge et l'oronge ciguë (*agaricus muscarius*) *ag. phalloides, ag. virosus, ag. vernus*), en leur faisant subir la préparation suivante[1] : couper chacun d'eux en petits morceaux et les mettre macérer dans de l'eau salée ou acidulée; le principe toxique serait détruit. Les expériences anciennes et celles plus modernes de Gérard semblent mettre ce fait hors de doute; mais de là à étendre cette pratique à toutes les espèces délétères, il y a loin. On peut manger ainsi, si on y tient absolument, la fausse oronge, et l'oronge ciguë, mais on réservera ce procédé exclusivement pour ces deux espèces. Encore doit-on être averti qu'en enlevant le principe toxique on a enlevé, du même coup, toutes les vertus nutritives et tout le parfum.

Letellier, Chansard et Boudier ont préconisé

1. Nous empruntons ces détails à l'article *Champignons* de Marchand, in *Dict. de médecine et de chirurgie;* on trouvera dans ce travail une description pratique des champignons; nous y renvoyons le lecteur.

le tanin pour neutraliser le principe toxique : les expériences de Cordier et de Réveil contredisent leurs conclusions. On devra donc rejeter le tannin.

Boudier prétend que la cuisson peut, en coagulant le suc âcre des champignons à latex, empêcher leur action délétère : la cuisson agit peut-être sur l'*agaricus acris* ou l'*agaricus controversus;* mais, si on veut être prudent, on fera mieux de ne pas se fier à ce procédé.

Les anciens réputaient nuisible tout champignon rencontré près du trou d'un serpent, d'un drap moisi, d'un arbre vénéneux ou d'un clou rouillé ! Les caractères empiriques que le public a malheureusement adoptés n'ont pas plus de valeur que ceux-là, et un jour viendra où l'on se moquera peut-être de nos essais par la cuillère d'étain, par la pièce d'argent, par les blancs d'œufs ou les petits oignons.

On a prétendu que la couleur, le plus ou moins de résistance du tissu, le goût, l'odeur, etc., jouaient un grand rôle dans les qualités des champignons : ce sont encore là de grandes erreurs; car on sait que la couleur est très trompeuse : ceux dont la couleur est verte, noire, rouge ou violacée seraient toxiques, les champignons blancs seuls seraient comestibles.

Mais cependant on mange l'*agaricus vaginatus* qui est souvent de couleur noire fuligineuse, ainsi que l'*agaricus clutaceus* qui prend toutes les couleurs, verte, jaune, rouge ou violacée; l' *agaricus vernus*, qui est *tout blanc*, est le plus redoutable des champignons.

Nous pourrions multiplier ces exemples relatifs à la saveur, l'habitation, l'exposition, etc.; *aucun de ces caractères n'a réellement de valeur absolue*. Il faut, de toute nécessité, en venir à la détermination par les caractères scientifiques, et quand le moindre doute s'élèvera sur la valeur de telle ou telle espèce, on la repoussera impitoyablement, sans appeler à l'aide la liste trompeuse, infidèle et parfois ridicule, des *recettes spéciales* pour reconnaître les champignons.

CHAPITRE IV

ALIMENTS CONTAMINÉS
MALADIES, PARASITES, MICROBES

Viandes fiévreuses. — Mouches. — Trichines. — Ladrerie. — Cachexie aqueuse. — Tournis. — Pneumonies vermineuses. — Maladies virulentes. — Tuberculose.

Les vétérinaires considèrent à bon droit comme insalubres les *viandes fièvreuses*, c'est-à-dire les viandes d'animaux qui, au moment de leur mort, étaient atteints d'affections fébriles. Ces viandes se corrompent facilement et peuvent donner lieu à des accidents : aussi sont-elles retirées de la circulation. Nous ne croyons pas devoir insister sur ce point qui nécessiterait de longs développements sur la pathologie vétérinaire[1].

1. Voir tous les détails relatifs aux viandes fiévreuses, aux moyens de les reconnaître, dans VILLAIN et BASCOU.

Il est facile de reconnaître les animaux malades, quand on peut les examiner sur pied. Mais cette recherche sera souvent rendue difficile quand on se trouvera en présence de *viandes foraines*, dépourvues de viscères.

Les inspecteurs de boucherie, en présence d'une viande qui leur paraît suspecte, ne peuvent baser leur diagnostic que sur l'analyse des tissus, l'examen des graisses, des muscles, des séreuses, etc.; ils font ce que l'on a très heureusement appelé *l'autopsie musculaire.*

Ils auront encore quelques points de repère parfois d'une certaine importance : les viandes de boucherie, sortant des mains de bouchers de grandes villes, sont préparées avec grand soin et avec méthode; l'assommement, la saignée, l'habillage, le dépeçage ont été pratiqués selon certaines règles; la colonne vertébrale est divisée avec habileté, sans bavure, les taches extérieures de sang ont été enlevées avec soin.

Si l'animal a été sacrifié *in extremis*, dans un champ ou une étable, on reconnaîtra facilement qu'une main inexpérimentée a présidé à cette opération. L'incision de la saignée sera irrégulière, la section des vertèbres n'aura pas de netteté, la surface extérieure de la viande sera tachée par le sang.

Ce premier examen permettra déjà de soupçonner les conditions dans lesquelles l'animal aura été abattu.

Les viandes d'animaux malades dégagent une odeur type, *odeur de fièvre*, qui ressemble à celle de l'haleine des fébricitants : rotie, la viande fiévreuse dégage encore cette odeur.

Les aliments peuvent être contaminés par des *parasites* (mouches, vers, trichines, etc., microbes divers, etc.).

Ces aliments sont généralement retirés de la consommation, ou bien leur vente est autorisée sous certaines conditions, ou après certaines opérations. Les aliments contaminés par des parasites sont d'autant plus dangereux que souvent ces parasites sont capables d'infecter l'homme et d'être ainsi le point de départ d'affections redoutables et mortelles. Aussi l'examen des aliments, à ce point de vue, est-il, dans les villes tout au moins, l'objet d'une grande vigilance.

Les *mouches* [1] (fig. 1) (mouche grise, mouche à viande) déposent leurs œufs en très grand nombre sur les viandes et les aliments, et les contaminent : au moment de pondre ses œufs,

1. Voir MORACHE, *Hygiène militaire*.

chaque mouche dégorge sur la viande une liqueur qui en active la décomposition, et pond plus de 20000 œufs! Ces œufs donnent naissance à des larves qui hâtent la décomposition des matières animales.

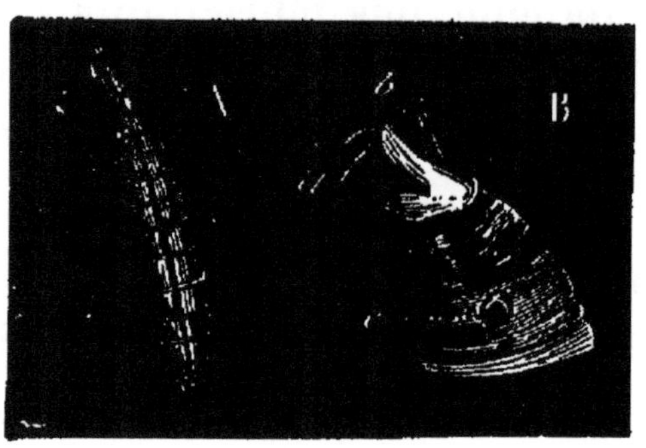

Fig. 1. — Larve de mouche carnassière.

A, larve. — B, son extrémité céphalique. — *a*, crochets. — *b*, cornes charnues. — *c*, stigmate.

Trichinose (fig. 2). C'est une affection parasitaire du porc, qui siège principalement dans le tissu musculaire, mais également dans le tissu adipeux[1]. La trichine, introduite dans le tube digestif de l'animal, gagne peu à peu les plans musculaires où elle finit par s'enkyster; elle demeure dans cet état jusqu'à ce qu'elle parvienne dans l'appareil digestif d'un nouvel animal où elle abandonne son kyste, prolifère

1. J. Chatin, Acad. sciences, 1881. J. B. Baillère et fils, éditeurs.

et donne naissance à de nouvelles générations qui suivront la même évolution.

Comme la *trichine* ne résiste pas à la tempé-

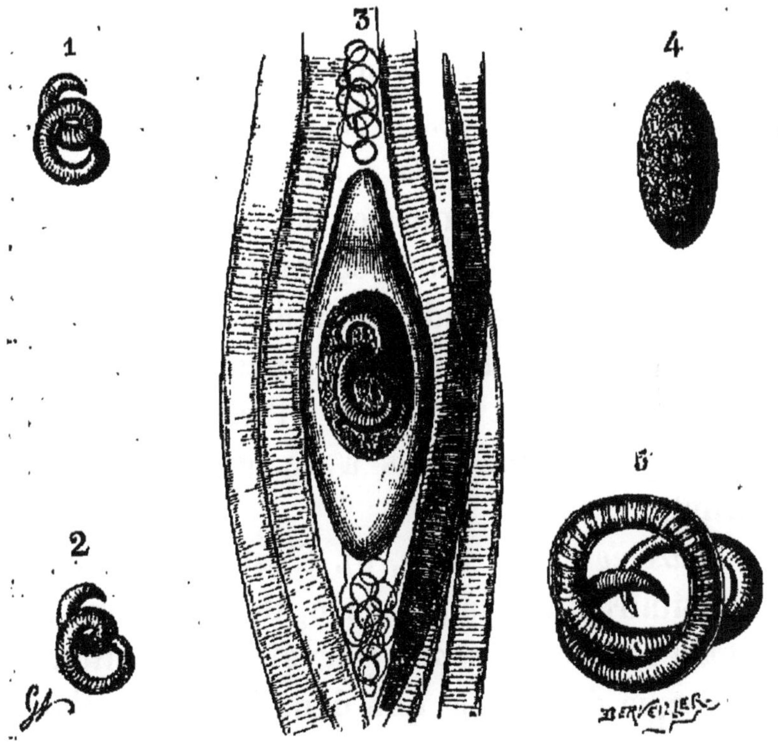

FIG. 2. — Trichines.

1 et 2, trichines parvenues dans le tissu musculaire, mais non encore enkystées. — 3, trichine enkystée dans le tissu musculaire. Le kyste est limité par une membrane qui montre par transparence la masse granuleuse interne et la trichine. — 4, kyste dépouillé de son enveloppe et réduit à la masse granuleuse interne dans laquelle la trichine se trouve incluse. — 5, trichine extraite du kyste et très grossie.

rature de 70°, la viande bien cuite peut être consommée sans danger. L'habitude de ne manger en France que du porc cuit nous a mis à l'abri de ces épidémies; car il n'existe, en France, qu'une seule épidémie observée à Crépy en Valois; il y eut 16 malades et 1 décès. En Allemagne et dans les régions où les habitants préfèrent le porc cru ou à peine cuit, ces épidémies sont assez fréquentes et donnent lieu à de nombreux décès; c'est ainsi que l'épidémie de *trichinose* observée à *Emersleben*, en 1883, atteignit 247 personnes et détermina 42 décès.

On est obligé, pour reconnaître les *trichines*, d'examiner les viandes à l'aide d'un grossissement de 50 à 60 diamètres. Quand les trichines sont enkystées et *calcifiées*, à l'œil nu on voit de petits grains analogues à de petits grains de millet.

Ladrerie[1] (fig. 3, 4, 5). C'est une affection parasitaire due à la présence, dans la trame des organes, du *cysticerque* (larve du ver solitaire) qui ne se développe que dans les voies digestives de l'homme.

La viande ladre a toujours été considérée comme étant de très mauvaise qualité, mais elle ne passait pas pour dangereuse à l'homme. Grâce aux recherches modernes, on sait maintenant que l'ingestion de cysticerques détermine

1. Voir Morache, *Hygiène militaire*. J. B. Baillère et fils éditeurs.

chez l'homme le développement du *tænia solium* et celui des *kystes hydatiques à échinocoques*.

On a signalé de véritables épidémies de ladrerie chez l'homme : c'est ainsi qu'après l'expédition de Syrie, en 1861, des corps de troupe presque entiers furent atteints de *tænia solium*, à la suite de l'usage de la viande de bœufs et de

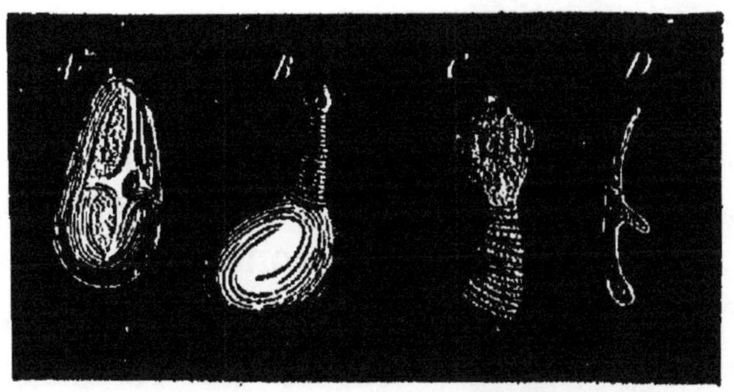

FIG. 3. — Cysticerque.

A, animal retiré dans son ampoule. — B, animal développé. — C, tête et cou isolés. — D, un des crochets.

porcs, animaux qui, en Orient, sont fréquemment atteints de ladrerie.

On peut reconnaître quelquefois la *ladrerie* sur l'animal vivant : en examinant le dessous de la langue et les parties latérales, on y aperçoit des vésicules opalines, globuleuses, qui soulèvent la muqueuse. Mais c'est surtout l'examen des muscles qui permet de diagnostiquer la maladie ; les muscles du cou, de la région dorso-lombaire, de la langue, le cœur, le foie, le tissu cellulaire, le lard, présentent des vésicules logées dans un kyste; ces kystes ont la grosseur d'un petit pois (12 à 20 millimètres de longueur, 5 à 12 millimètres de largeur); ils sont un peu translucides, opalins, contiennent un liquide albumineux au milieu duquel nage un point blanc de la grosseur d'une tête d'épingle, et qui est la tête du ver; cette tête est constituée par quatre tubercules entourés d'un cercle de 18 à 24 crochets.

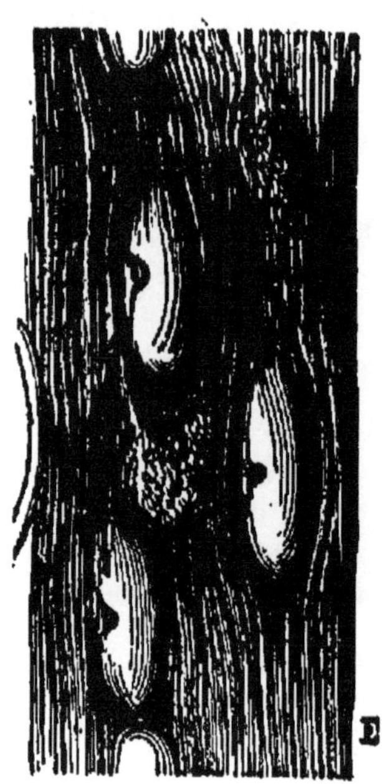

Fig. 4. — Cysticerque dans les muscles de l'homme.

C'est la *ladrerie* qui reproduit chez l'homme le *tænia mediocanellata* ou *tænia inerme*.

La cuisson à 70 ou 75 degrés détruit les cysticerques.

Cachexie aqueuse. C'est une maladie des espèces ovine et bovine, caractérisée par la présence, dans les voies biliaires des animaux, de nombreuses *douves* de *distomes* (*distoma hepaticum* et *lanceolatum*).

Les conduits hépatiques sont quelquefois bourrés de ces entozoaires. Cependant il n'a pas été démontré d'une façon certaine que l'inges-

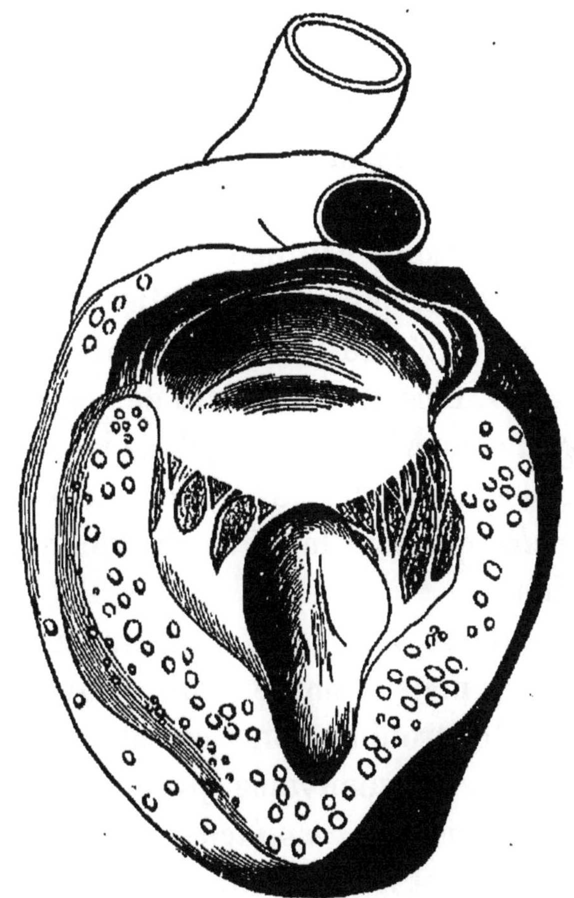

FIG. 5. — Ladrerie du porc.
Cysticerque du cœur.

tion de ces animalcules soit l'origine des distomes que l'on rencontre chez l'homme; chez lui les distomes ont vraisemblablement la même source que chez le mouton ; ils lui viennent, sans doute, par certains mollusques qu'il déglutit.

Ce n'est donc pas comme maladie parasitaire que la cachexie aqueuse peut influer sur la viande à consommer ; mais elle entraîne des désordres graves dans l'économie des animaux ; leur viande est pâle, molle, infiltrée, se décompose facilement, est peu nutritive, et même laxative. C'est pour ces motifs divers qu'elle doit être rejetée de la consommation.

Tournis. C'est une maladie des espèces ovine et bovine due à la présence, dans les enveloppes du cerveau, d'hydatides ou cœnures (*cœnurus cerebralis*) qui sont la larve du tænia cœnurus du chien.

La maladie ne paraît pas transmissible à l'homme ; mais comme elle provoque chez l'animal des troubles fonctionnels de nutrition, la viande est de mauvaise qualité.

La *pneumonie vermineuse*, qu'on observe chez le bœuf et le mouton, est occasionnée par la présence de *strongles* et d'*échinocoques* dans les organes respiratoires : la viande de ces animaux malades est également de mauvaise qualité et il est préférable de ne pas s'en servir pour l'alimentation.

Maladies virulentes. — Sous ce nom on comprend les affections suivantes :

La *péripneumonie typhoïde;*

Le *typhus des ruminants;*

La *clavelée ;*

La *morve;*

La *fièvre aphteuse;*

Le *charbon.*

Dans une note présentée à l'Académie de médecine de Bruxelles (31 décembre 1892) et reproduite par la *Semaine médicale* du 4 janvier 1893, M. Van Ermengem a fait une communication sur une série d'empoisonnements par de la viande de veau atteint très probablement de *pneumo-entérite infectieuse :*

« En août dernier, de nombreuses personnes habitant Moorseele ont présenté des troubles digestifs caractérisés par des vomissements et de la diarrhée. Du 15 au 19 août, quatre-vingts personnes ont été atteintes, quatre sont mortes : la gravité de l'indisposition a beaucoup varié; tous les malades ont eu une convalescence très longue. Les symptômes présentés étaient ceux d'une gastro-entérite intense : le système nerveux était très déprimé, la force musculaire très amoindrie, l'adynamie parfois complète, l'aphonie fréquente, la température variable.

Dans quelques cas, les malades ont présenté des pétéchies, des marbrures, des ecchymoses, de l'herpès labial dans la convalescence, de l'urticaire ; pas de desquamation épidermique.

Toutes ces personnes avaient mangé de la viande provenant de deux veaux. L'enquête a établi que ces deux veaux étaient tombés malades et étaient morts chez l'éleveur qui les avait vendus ; les animaux avaient été débités clandestinement.

Plusieurs hypothèses ont été émises sur la nature de la maladie dont ces veaux étaient morts ; on a parlé du charbon, de la dysenterie, de l'entérite infectieuse, d'autres affections encore. Il a été prouvé que les animaux avaient eu une diarrhée abondante et, qu'à l'autopsie, on avait trouvé l'intestin de couleur rouge foncé ; le foie était tuméfié et la musculature plus rouge qu'à l'ordinaire.

Pour moi, la cause des désordres observés chez les malades n'a pu être la putréfaction banale, car les animaux ont été mangés le soir même ou le lendemain de leur mort ; la cause ne peut être due qu'à des principes infectieux contenus dans le corps de ces animaux. Il est à noter que la viande ingérée a toujours été très cuite, bouillie ou rôtie, et même bouillie puis rôtie, suivant l'habitude de nos paysans ; dans aucun cas, la viande n'a été mangée crue.

Enfin, plusieurs personnes ayant fait usage de cette viande n'ont pas éprouvé le moindre malaise.

Le bacille-virgule ne se trouvait pas dans les déjections des malades.

J'ai constaté, dans la moelle osseuse d'un de ces veaux suspects, un bacille qui n'est pas le *bacillus coli communis*, mais qui se rapproche d'un microbe qui est la cause habituelle d'une épizootie fréquente. Nous avons fait ingérer ce microbe à des animaux (cobayes, lapins), qui ont présenté tous les phénomènes morbides observés chez les personnes malades ; anatomiquement, la maladie se caractérise par des hémorrhagies dans la tunique intestinale (ecchymoses, suffusions sanguines). Le poison a produit les mêmes effets qu'elle qu'ait été la voie d'absorption (estomac, injections veineuses, injections intrapéritonéales). Quelques animaux mis en expérience n'ont présenté aucun symptôme. Les expériences faites sur les chiens n'ont donné aucun résultat ; cependant un chien de forte taille, à qui ses maîtres avaient donné une large portion de viande de veau malade, est mort avec tous les symptômes décrits.

Le bouillon de viande, et la viande longtemps bouillie ont donné lieu chez presque tous les animaux à des accidents graves. Cependant nos expériences nous ont montré que la température de 60° tuait les micro-organismes en question. Il faut bien admettre par conséquent que les phénomènes ont été produits par des toxines, des toxalbumines, sur la nature desquelles nous ne connaissons pas encore grand'chose ; ce qui est certain, c'est qu'il existait dans les viandes, après la mort des micro-organismes, des substances toxiques qui étaient la cause directe de tous les accidents. En somme, nous pensons avoir eu affaire au microbe de la pneumo-entérite infectieuse des animaux, au microbe qui est souvent la cause du choléra nostras chez l'homme à la suite de l'ingestion de boudins ou de saucissons avariés. »

Doit-on autoriser la vente de la chair de ces animaux morts de ces maladies ? Les avis sont partagés sur ce point : il n'est pas certain que ces maladies puissent se transmettre à l'homme par l'alimentation ; c'est ainsi qu'à Strasbourg, en 1815, la population put se nourrir impunément de viandes provenant d'animaux *typhiques*. Journellement dans les ateliers d'équarrissages, les employés se nourrissent de viande charbonneuse.

Mais à côté de ces faits négatifs, on a observé des cas de contagion; c'est ainsi qu'en Allemagne des faits analogues ont été publiés; l'ingestion de ces viandes avait donné lieu à des intoxications charbonneuses. De plus ceux qui manipulent les chairs de ces animaux peuvent s'inoculer.

Le *charbon bactérien* frappe un grand nombre d'espèces domestiques, le mouton, chez lequel la maladie porte le nom plus spécial de sang de rate, le bœuf, le cheval, la chèvre, le porc, le lapin, le cobaye, etc.

Le charbon est assez facile à reconnaître quand l'animal est entier, avec tous ses organes. Le cadavre est tuméfié par des infiltrations gazeuses dans le tissu cellulaire; un sang épais et noirâtre s'écoule par les incisions que l'on pratique; sous la peau existent des infiltrations sanguines, dans les muscles et la profondeur des organes; le sang noir, poisseux est incoagulé; il colore fortement les doigts et se putréfie rapidement. La rate est deux, trois, quatre fois plus volumineuse et laisse écouler à l'incision une grande quantité de sang; le péritoine, l'épiploon, le mésentère sont recouverts de taches ecchymotiques.

La viande rouge foncée, brunit de plus en

plus après son exposition à l'air; elle est molle, sans consistance, friable, et se réduit en une sorte de hachis quand on la malaxe dans les doigts. Dans les interstices musculaires, surtout dans ceux de la région lombaire, il y a souvent des taches ecchymotiques; à la surface des muscles, le tissu cellulaire est infiltré de sérosité citrine. Cette viande se corrompt très rapidement. Enfin l'examen microscopique du sang permet de constater la présence de la bactérie charbonneuse.

Les ganglions sont malades; cependant ce n'est pas une règle absolue.

Lorsque l'animal a été abattu au début des accidents, ou bien qu'on a affaire à des viandes dépourvues de viscères, à des viandes foraines par exemple, le diagnostic du charbon n'est pas toujours aisé.

La viande charbonneuse ne doit pas entrer dans la consommation. En concédant, dit le Prof. Straus, que la cuisson parfaite en détruit la virulence, le danger subsiste tout entier pour les personnes de plus en plus nombreuses, qui ont l'habitude de manger la viande saignante, très imparfaitement cuite [2].

1. MACÉ, *Traité pratique de bactériologie*, seconde édition, 1892, p. 385.

2. STRAUS, *Le charbon des animaux et de l'homme*. Paris, 1887.

Les animaux atteints de *pyémie* donnent une viande dangereuse dans certains cas. C'est ainsi qu'en 1867, à Fluntern (Suisse) vingt-sept personnes furent malades pour avoir mangé de la viande d'un veau âgé de cinq jours et atteint d'arthrite purulente. Les symptômes apparurent assez rapidement : vomissements verdâtres, coliques, battement avec céphalalgie et stupeur, soif atroce avec douleur au gosier ; un des malades mourut le onzième jour avec tous les signes d'une altération du sang, hémorrhagies passives, ecchymoses et pétéchies.

En Saxe en 1877, à *Wurgen*, deux cent six personnes furent malades après avoir mangé une viande *septicémique* : six personnes en moururent, quarante-trois restèrent longtemps malades : la plupart de ces dernières avaient mangé de la viande presque crue. La bête qui fut cause de cet empoisonnement avait vêlé dix jours avant l'abatage, et souffrait d'une *infection septique* consécutive au part : « La viande encore trouvée chez le boucher vers le quatrième jour était de couleur violacée, d'une odeur fade et doucereuse, de consistance molle et visqueuse. Les symptômes survinrent de cinq à trente-six heures, et consistèrent en abattement avec insomnie, maux de tête avec vertige, vomissements et fièvre intense; dans les cas graves on constatait un collapsus extrême des forces, et, pour les cas qui durèrent longtemps, il survint de l'œdème de la peau avec éruption pustuleuse et furoncles. »

Peste bovine. — Le typhus contagieux est le plus redoutable des épizooties des armées en campagne; il a fait de grands ravages de 1812 à 1815, et pendant la guerre de 1870-71.

La chair de ces animaux est suspecte au point de vue de l'alimentation; et comme le colportage détermine la propagation de l'élément infectieux, il est absolument interdit de s'en servir.

Si on est unanime à rejeter de l'alimentation les viandes provenant d'animaux *morveux*, *charbonneux*, etc., la question a été résolue plus lentement et à la suite de nombreuses discussions quand il s'est agi de la *tuberculose*. La question a une très grande importance, car chez les bovidés, par exemple, la tuberculose est relativement fréquente.

Nous avons réuni quelques statistiques relatives à la fréquence de la tuberculose chez ces animaux : bien que se contredisant parfois, elles montrent cependant que les bovidés ont souvent la tuberculose.

Nombre des bovidés reconnus tuberculeux à l'abattoir.

Bruxelles.	4,61 p. 1000
Amsterdam.	2 p. 100
Utrecht.	0,24 —
Frankenberg.	16,6 —
Pénig	17 —
Döbeln.	10 —
Zittau	22,4 —
En Espagne	4 p. 1000
Dans la République Argentine :	
(Races importées).	10 à 15 p. 100.
(Races indigènes)	0,15 —
États-Unis	25 à 30 —
Copenhague.	6 —
Russie (Nord) (inconnue dans le sud).	50 —
Bucharest	2 —
(Depuis qu'on indemnise les propriétaires)	30 —
Montauban	6 p. 1000
Paris.	6 —

A l'abattoir de Leipzig[1], du mois de juillet 1888 au 31 décembre 1891, on a abattu 67077 bovidés, dont 13688, 20,4 pour 100, furent trouvés atteints de tuberculose. Sur ces 13688 cas de tuberculose 11066 fois la maladie était limitée aux poumons, aux ganglions bronchiques ou du médiastin.

1. Rieck, *Verticljahrsschrift f. gerichtlt medicin und oeff. Sanitätswesen*, oct. 92, *Revue hygiène*, nov. 92.

Goring, pour toute la Bavière, indique 1,62 pour 1 000 en 1877 et 2,25 pour 1 000 en 1879. Adam, à l'abattoir d'Augsbourg en 10 ans 2,6. Lydtin 2 pour 1 000. Toutefois Zürn, à Iéna, a trouvé 20 pour 100; Schmidt, en Hollande, 20 pour 100. Nathusius, sur les races hollandaises, 50 pour 100. Wolf, dans le cercle de Grünberg, 15 à 20 pour 100. Haarstick a même trouvé à Hildesheim 60 à 70 pour 100.

« Ces chiffres, dit Vallin, montrent à quelles conséquences, économiques tout au moins, on serait entraîné si l'on appliquait rigoureusement la conclusion votée par les derniers congrès pour l'étude de la tuberculose, à savoir qu'il faut saisir et prohiber toute bête de boucherie qui présente une lésion tuberculeuse bien appréciable, cette lésion fût-elle extrêmement limitée. »

Dans cette importante question de la *tuberculose* il faut cependant éviter de voir les bacilles de Koch partout.

Au congrès de Copenhague en 1884, *Bang*[1] avait constaté des bacilles tuberculeux virulents dans les dépôts du petit-lait obtenu en traitant par des appareils à force centrifuge le lait provenant d'animaux tuberculeux.

1. *Revue d'hygiène*, 20 janv. 1891.

Le docteur *Gasperini* [1] a recherché si le beurre, fait avec du lait très pur, mais auquel on a ajouté quelques grammes de culture du bacille de Koch, est capable de conserver pendant longtemps la virulence de ce bacille. Il a recueilli sur une vache saine 5 litres de lait; il y a mêlé 10 centimètres cubes d'une culture de bacille tuberculeux; on a laissé monter la crême, puis on a transformé celle-ci en beurre. Au bout d'un nombre de jours variant de 6 à 120 après la fabrication du beurre, celui-ci fut injecté sous la peau ou dans l'adomen de cobayes. Dans 36 cas, sur 63 d'animaux inoculés, la tuberculose fut ainsi transmise. L'infection eut lieu même avec du beurre ainsi préparé depuis 107, 119, 122 jours. L'auteur, au lieu d'employer le lait d'une vache saine auquel il a ajouté des bacilles de Koch, aurait mieux fait de pratiquer ses expériences avec le lait de vache tuberculeuse. Si l'inoculation avait réussi, comme le dit M. Vallin dans l'analyse de ce travail, il aurait fallu se borner à conclure que ce beurre, *inoculé sous la peau*, est capable de transmettre la tuberculose, ce qui ne veut pas dire qu'ingéré dans l'estomac ce beurre eût pu rendre les animaux tuberculeux.

1. *Giornale della Reale Societa Italiana d'Igiene*, janv. 1890.

Dans cette question du lait et de la tuberculose, on a admis généralement que le lait des vaches tuberculeuses n'est dangereux et virulent que lorsque les mamelles sont atteintes de lésions tuberculeuses. C'est ainsi que M. *Nocart*, en 1885, inoculant à des cobayes le lait de onze vaches tuberculeuses, ne l'a trouvé infectieux que dans un cas où la mamelle était affectée de tuberculose. *May* [1] n'a eu également que des résultats négatifs infirmant ceux qu'avait obtenus H. Martin avec du lait acheté dans les rues de Paris. Au contraire, *Ernst* [2], recueillant du lait chez dix vaches tuberculeuses dont les mamelles étaient absolument saines, avait vu 5 fois sur quarante-neuf lapins et 12 fois sur cinquante-quatre cobayes inoculés, survenir une tuberculose généralisée du péritoine. *Hirschberger* avait obtenu le même résultat [3].

Bang vient de reprendre cette question [4]. Sur 28 vaches phtisiques dont les mamelles étaient saines, *Bang* n'en a trouvé qu'une seule dont le lait, injecté à la dose de 1 à 2 centimètres cubes dans le péritoine de lapins, ait déter-

1. May, *Revue d'hygiène*, 1884.
2. Ernst, *Revue d'hygiène*, 1890.
3. *Deutsches Archiv. f. Kl. Med.*, 1889.
4. *Deutsche Zeit. f. Thiermedizin*, juillet 1890, et *Revue d'hygiène*, 20 janv. 1891.

miné chez ceux-ci une tuberculose manifeste. Il a montré en outre que la crème et le beurre, provenant du lait fourni par des vaches phtisiques à mamelles tuberculeuses, infectent et rendent tuberculeux les lapins chez qui on les injecte.

En résumé, malgré les insuccès relatifs, le lait des sujets tuberculeux reste suspect; il est préférable de ne le boire que bouilli.

Le *raisin* a pu être contaminé par des microbes : c'est ainsi que M. *Schnirer*[1] (du laboratoire de Weichselbaum) ayant fait acheter du raisin, le trouva sale d'aspect ; il le lava à l'eau qu'il injecta sous la peau de cobayes : l'un mourut de péritonite au bout de 2 jours; les autres moururent vers le 30e jour; il étaient farcis de *tubercules*.

On peut admettre, dans ce cas, que la poussière provenant de crachats tuberculeux desséchés sur le sol avait été fixée sur la grappe.

1. *Deutsche Zeit. f. Thiermedizin*, juillet 1890, et *Revue d'hygiène*, 20 janv. 1891.

CHAPITRE V

ALIMENTS CONTAMINÉS (*suite*)

Les champignons du pain. — Triage défectueux des farines. témulentisme, mélampyrisme. — Githagisme. — Ergotisme. — Lathyrisme. — Pellagre. Rouille, carie. — Charbon des céréales. — Nielle.

Le *pain*, dans certaines conditions, est envahi par des champignons qui donnent lieu à des accidents. Ces altérations spontanées sont d'autant plus utiles à connaître que le pain est, plus encore que la viande, l'aliment par excellence.

Déjà au commencement de ce siècle, en 1819 [1], *Sette* et *Bartolomeo Bixio* avaient signalé ces altérations ; *Gaultier de Claubry* en 1831 et en 1842 fit paraître une note sur la présence de champignons dans le pain.

Le pain, abandonné dans une atmosphère hu-

1. MORACHE, *Traité d'hygiène militaire*, 1886. On trouvera dans cet ouvrage les indications bibliographiques sur ce sujet.

mide et un peu tiède, ne tarde pas à se couvrir de *moisissures*, d'un gris bleuâtre avec ou sans duvet long; cette forme d'altération est commune et s'observe tous les jours; nous n'y insisterons d'autant moins qu'un *pain moisi* ne provoque pas d'accidents; il peut être moins agréable au goût, plus ou moins indigeste, mais sa puissance nutritive n'est pas diminuée.

L'autre forme, observée pour la première fois en 1842 et 1843, est caractérisée par la présence de *végétations cryptogamiques* d'un *rouge orangé*; elle est très rare, car elle n'a été revue qu'en 1871, sur du pain distribué aux troupes de l'École militaire.

Quelques mois plus tard le cryptogame orangé du pain était retrouvé par M. Fonssagrives sur du fromage de Roquefort, saupoudré, comme on sait, de pain moisi [1].

Dans ces pains avariés [2], couverts de mucédinées, on observe des colorations diverses, noires, vertes, blanches, rouges, orangées, ces deux dernières dominant en général (fig. 6).

Dans les taches noires domine le *rhizopus*

1. Félix ROCHARD, « Du parasitisme végétal dans les altérations du pain ». *Ann. d'hyg. et de méd. lég.*, 2e série, t. XL. 1873.

2. MORACHE, *loc. cit.*

nigricans : les taches blanches floconneuses s'observent tous les jours et constituent ce que

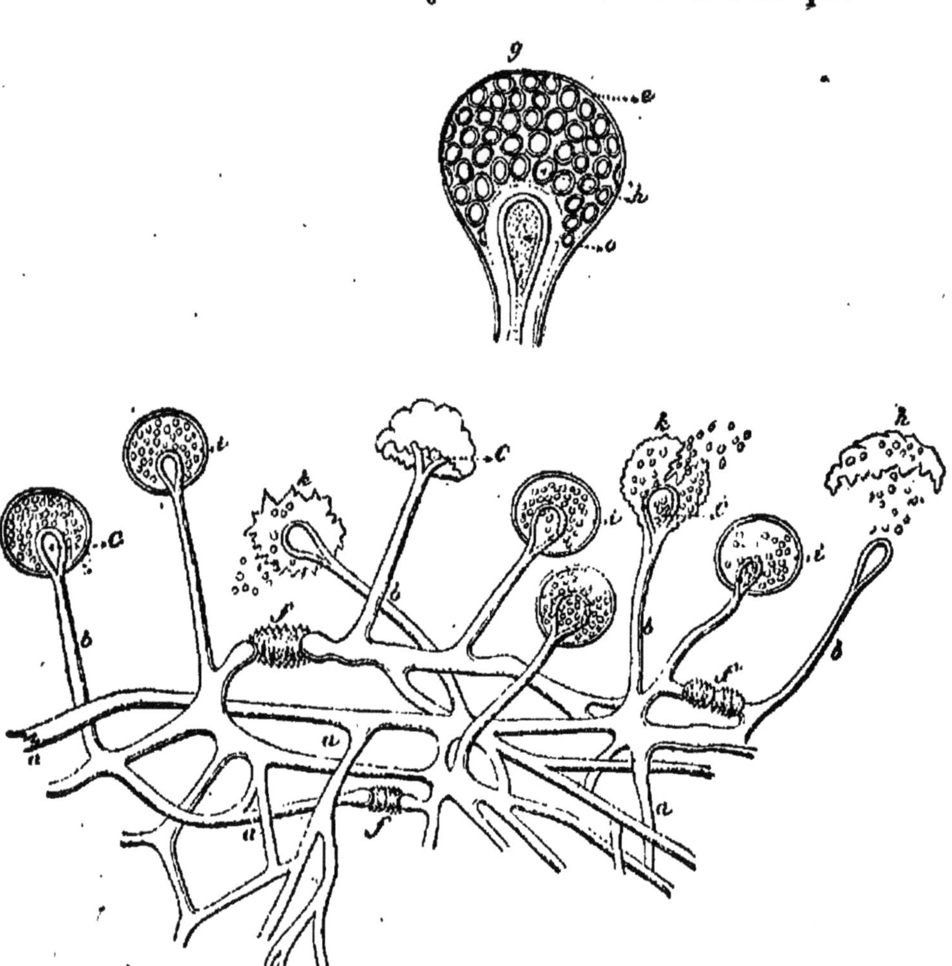

FIG. 6. — Végétations cryptogamiques du pain. (*Taches noires.*)

B, *Rhizopus nigricans* (Ehrenbergii), ou *Mucor stolonifer*. — A, sporange fortement grossi.

l'on nomme les moisissures du pain ; elles sont dues au *mucor mucedo* qui se présente sous deux formes, le *mucor* proprement dit et le *botritis grisea. Le mucor mucedo* est souvent accompagné du *Botritis grisea* (fig. 7).

Les taches rouges orangées présentent un parasite connu sous le nom de *thamnidium* (fig. 8). dont les branches se divisent en deux, quelquefois sous un angle de 120°, se terminant par de petites sporangiolles contenant de deux à quatre spores. Ce parasite a reçu le nom générique *d'oïdium auratiacum*, qui présente deux espèces, le *thamnidium* et *l'oïdium aureum*.

Les taches vertes ou bleues sont les plus communes : elles sont produites par *l'aspergillus* et le *pennicilium aspergillus glaucus* et *pennicilium glaucum*) (fig. 9).

Le *pennicilium glaucum*, après un certain temps, envahit et chasse toutes les autres formes de mucédinées et se reproduit partout avec une grande vitalité.

Dans l'étude de ces cryptogames on ne doit pas donner une grande importance à la coloration : pour distinguer les différentes sortes de mucédinées, il est nécessaire de considérer surtout les formes botaniques.

Certaines conditions favorisent le développement des mucédinées sur le pain : la température, l'humidité, l'obscurité, leur sont favo-

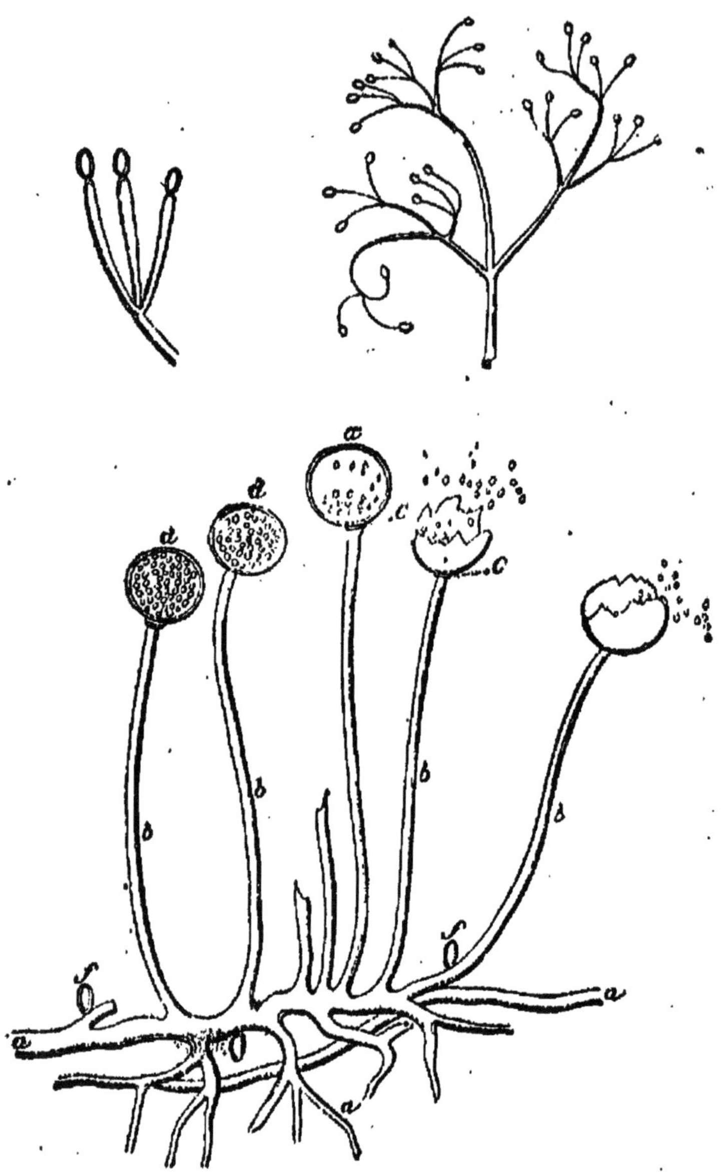

FIG. 7. — Végétations cryptogamiques du pain. (*Taches blanches.*)

A, *Mucor mucedo.* — B. *Botitris grisea.* — C, Ramicelle trichotomique du botritis fortement grossie.

rables. Le mélange de la farine de seigle à celle du blé est une des causes de l'apparition de ta-

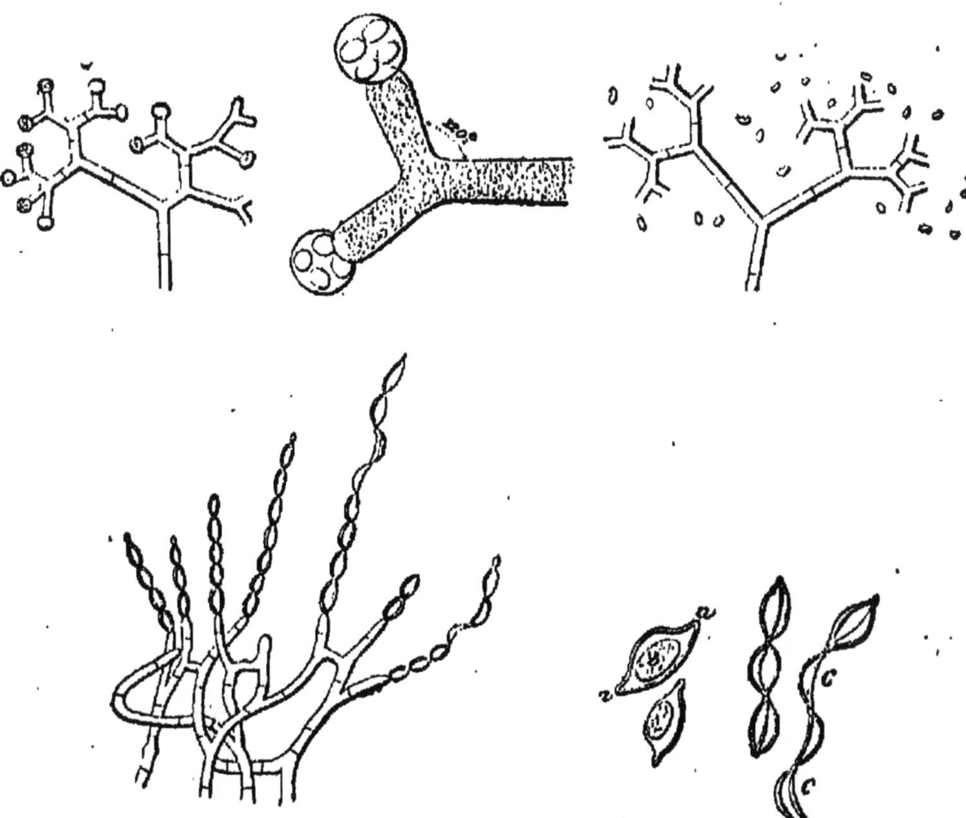

FIG. 8. — Végétations cryptogamiques du pain.
(*Taches rouge orangé.*)

a, *b*, *c*, tiges du *Thamnidium*. — *d*, *Oïdium aureum*. — *e*, spores de l'*oïdium aureum*.

ches rouges ; mais en dehors de ces circonstances, on est en droit de dire que la qualité des blés n'est pas sans influence.

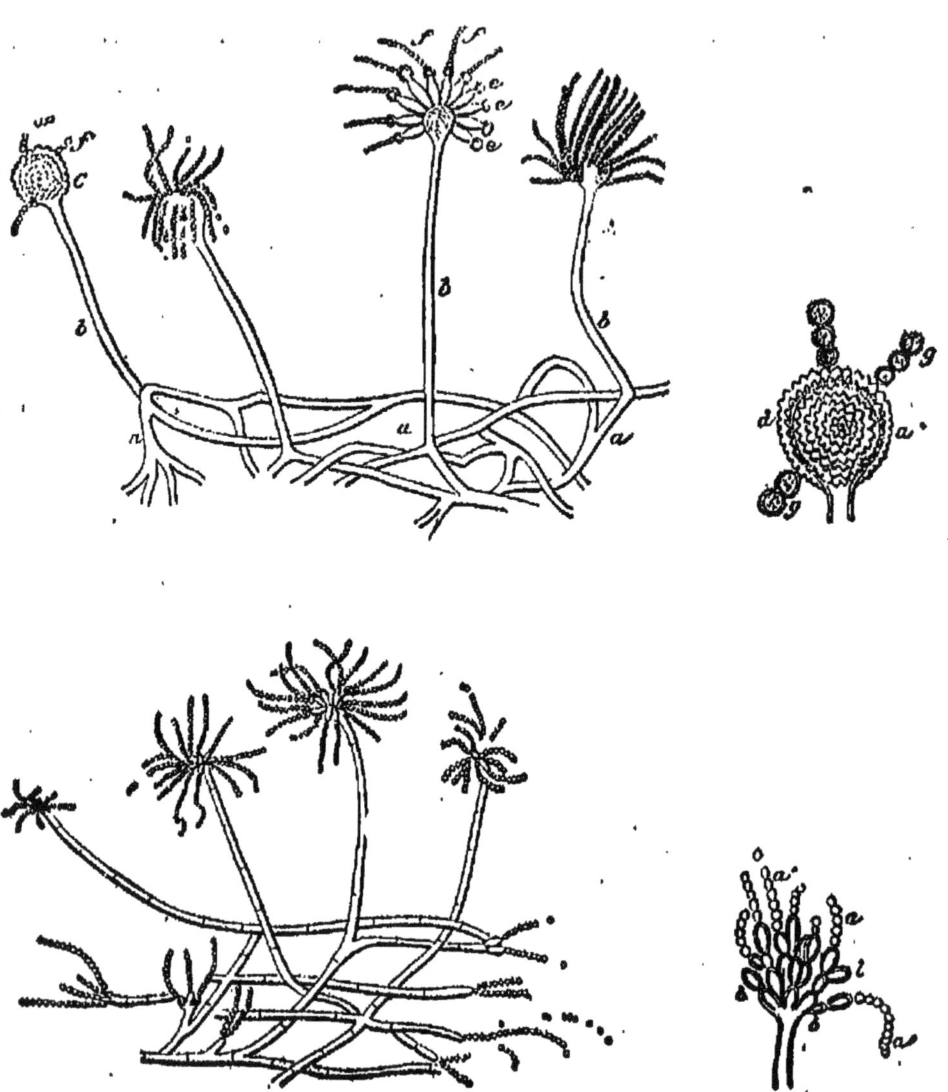

Fig. 9. — Végétations cryptogamiques du pain.
(*Taches vert bleuâtre.*)

Taches vert bleuâtre. — *a*, *aspergillus glaucus*. — *b*, éminences de sa tête. — *c*, *Penicillium glaucum* ou *corriminum vulgare*. — *d*, pinceaux de ses spores rangées en chapelets.

En règle générale les pains altérés par des végétations cryptogamiques ne doivent pas être livrés à la consommation, car ils peuvent, dans certains cas, occasionner des accidents plus ou moins graves : ce sont le plus ordinairement des troubles gastriques : diarrhée abondante, vomissement, crampes, embarras gastrique, etc. Mais il est difficile de dire si ces accidents sont dus à une intoxication ou à une indigestion. Rochard, par exemple, fit absorber de fortes quantités de *thamnidium* à des chiens qui n'en éprouvèrent aucun malaise.

Il est plus vraisemblable d'admettre que les accidents ne sont pas produits par l'absorption de ces végétations insignifiantes ou tout au moins peu toxiques par elles-mêmes, mais qu'ils sont la conséquence d'une simple *indigestion.*

En effet, le pain profondément altéré par ces cryptogames a perdu toutes ses qualités de digestibilité : la matière amylacée est détruite, elle se transforme peu à peu en eau et en acide carbonique; les substances minérales, azotées et grasses, disparaissent peu à peu, servant à l'alimentation de ces champignons : ce pain, introduit dans l'estomac, n'a plus aucune propriété nutritive ; il est devenu un corps étranger irritant en vertu de son acidité.

Si le pain ne présente que quelques *moisissures*, quelques taches *blanches floconneuses*, comme celles qu'on observe si souvent sur le pain qui est resté dans un endroit humide, (*mucor mucedo*), il n'est pas nuisible à la santé, car ces quelques parasites n'ont pas eu le temps de produire les transformations profondes que nous venons de signaler. Cependant un pain dans ces conditions a été parfois la cause d'embarras gastrique et de vomissements.

Les mêmes moisissures se développent sur les *biscuits;* parfois des larves d'insectes s'y creusent des galeries et détruisent la matière alimentaire en infectant de leurs déjections et de leurs cadavres les parties qu'ils ne consomment point eux-mêmes. Les biscuits altérés par les insectes ne sont pas dangereux, mais ils servent peu à la nutrition des hommes ; les moisissures ont donné lieu aux mêmes accidents gastro-intestinaux que ceux qui ont été signalés pour le *pain.*

Il est toute une catégorie *d'intoxications alimentaires* due au triage défectueux des grains qui servent à la fabrication de la *farine* et du *pain :* des mélanges de plantes diverses, ou bien des produits particuliers, donnent aux farines des propriétés mauvaises et même toxiques[1].

Le pain qui contient une grande quantité *d'ivraie* (*Lolium temulentum*) provoque un certain nombre d'accidents qui ont été décrits sous le nom de *témulentisme :* on observe des coliques, des étourdissements, des nausées, des vomissements, des troubles de la vue, de la somnolence, de la courbature et une fatigue générale. Le plus souvent ces symptômes disparaissent au bout de quelques heures de sommeil; en mangeant de ce pain on éprouve une saveur désagréable, âcre pour les uns, aigre selon d'autres, et qui se fait sentir jusqu'au lendemain. L'ivraie contient une huile essentielle dont l'action est convulsivante.

Le mélampyre des champs (*melampyrum arvense*) croît spontanément au milieu des champs, et ses graines dures et noires se mêlent à celles des moissons. La farine et le pain qui proviennent de ce mélange présentent une teinte rougeâtre; on n'est pas d'accord sur la qualité de ce pain, les uns prétendent qu'il n'est pas mauvais, les autres assurent qu'il est malsain. Pour

1. Voir, sur ces intoxications, l'article *Hygiène rurale*, de M. Drouineau, de l'*Encyclopédie d'hygiène et de médecine publique* de M. Rochard, p. 776. Nous y avons puisé de nombreux renseignements.

Layet, qui s'est occupé de cette question, s'il entre un neuvième de farine de mélampyre dans du pain, celui-ci a un goût amer, une odeur repoussante, et peut donner lieu à des vertiges et des troubles nerveux. C'est à l'ensemble de ces phénomènes qu'il a donné le nom de *mélampyrisme*.

La *nielle des blés* (*agrostemma githago*) est une plante commune des champs; elle a des graines noires, de même diamètre que le grain de blé, et le criblage les laisse souvent passer. Le mélange au pain donne à celui-ci un goût âcre, une couleur noire plus ou moins foncée : il peut causer des accidents plus ou moins graves. *Malapert* (de Poitiers) a montré que les cotylédons de *la nielle* renferment des quantités notables de *santonine :* pour lui, c'est à sa présence qu'il faut attribuer les cas fréquents d'hémorrhagies intestinales observés dans le Poitou. La *graine de nielle* donnée aux animaux de basses-cour a provoqué des accidents de cette nature, évidemment attribuables à la *santonine*. *Malapert* pense même que la nielle en fleurs en contient assez pour avoir de l'influence sur les vaches qui la mangent et dont elle tarit le lait.

Cette intoxication a reçu le nom de *githagisme*, du nom d'un principe retiré de la plante, la *githagine*.

La maladie produite par l'usage du pain fabriqué avec de la farine de *seigle ergoté*, *l'ergotisme*, est une affection connue depuis longtemps : elle a été observée dans la plupart des pays sous forme accidentelle ou épidémique ; on l'a appelé vulgairement *feux Saint-Antoine*, *fièvre maligne*, *convulsion de Sologne*, etc.

Comme les épidémies observées à diverses époques ne présentaient pas toujours les mêmes symptômes, on avait quelques doutes sur la cause unique, l'*ergot de seigle*.

L'*ergot* est une production cryptogamique qui se développe aux dépens de l'ovaire de plusieurs graminées, du blé, du seigle, etc. ; c'est le *mycelium scléroïde* du *cordiceps purpurea*, champignon de la famille des *nectriées*. Il a l'aspect d'un corps solide de 1 à 3 centimètres de longueur, large de 2 à 4 millimètres, arqué, aminci à ses extrémités : il est d'un brun violet à cassure blanche avec une teinte vineuse sur les bords. Dès qu'il commence à se décomposer, il exhale une odeur de poisson gâté. Son principe actif est l'*ergotine* (fig. 10)[1].

1. L'ergot de seigle contient : de la *triméthylamine*, l'*ergotine* et l'*ecboline*, l'*ergotinine*, de l'acide *sclérotinique*, et de la *scléromucine*, des corps gras, des phosphates alcalins, etc. Voir Macé, *Substances alimentaires*. J.-B. Baillière et fils éditeurs.

L'*ergotisme* se présente sous diverses formes : d'abord une forme aiguë où dominent les vertiges, la céphalalgie, l'hébétude, les troubles de la vue et de l'ouïe, une sorte d'ivresse. Puis la maladie, continuant son évolution, prend une marche chronique dans laquelle dominent les accidents convulsifs ou *gangréneux :* l'ergotisme *gangréneux* s'accompagne de fourmillements, de douleurs dans les membres; une sensation de brûlure ou de froid les envahit ; la sensibilité s'éteint, la peau se couvre de taches violettes, d'escarres, etc.

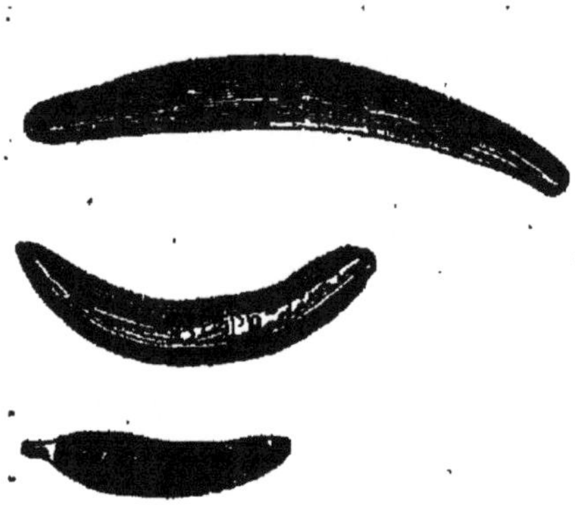

Fig. 10. — Ergot de seigle.

Avec les progrès de culture et d'hygiène, ces épidémies deviennent de plus en plus rares.

En Dordogne, en Russie, on a signalé des accidents consécutifs à *l'ingestion de pain de seigle;* ils ressemblaient non à *l'ergotisme*, mais plutôt au *témulentisme* (*ivraie*); on a donné le nom de *seigle enivrant* à ces grains malades : à leur intérieur l'examen microscopique fait reconnaître l'existence d'un champignon toujours le même et dont le mycélium envahit la couche externe de l'albumen. Ce serait une espèce se rapprochant du *dendrodochium* de *Bonorden*, mais présentant des dispositions particulières n'appartenant pas à ce genre et qui pourraient permettre d'en faire un genre à part. En somme, bien que la cause de ces accidents soit encore assez obscure, il est un fait certain, c'est que l'altération des céréales et leur pénétration par les champignons sont de nature à introduire dans l'alimentation des principes toxiques.

Sous le nom de *lathyrisme* on désigne l'affection observée chez les hommes et les animaux qui s'alimentent de *gesse* vulgaire (*lathyrus cicera*), connue aussi sous le nom de *jarosse*. Niée par les uns, défendue par les autres, cette intoxication semble, d'après des travaux récents, devoir être admise. Elle a pu, parfois, donner lieu à de véritables épidémies; c'est ainsi que dans une seule dépendance du district d'*Allahabad*[1] on ne comptait pas moins de 2 028 habitants plus ou moins atteints de claudication (environ 1 sur 31 habitants), et tous attribuaient leur infirmité à l'usage de la *gesse*. Les accidents s'étaient le plus souvent produits tout

1. *Dict. des sciences médicales*, article *Gesse*, par Hamelin.

à coup, pendant la nuit; des hommes, couchés bien portants, s'étaient éveillés les jambes raides, la région lombaire affaiblie, et à partir de ce moment ils n'avaient pu recouvrer l'usage de leurs membres inférieurs. La claudication et la raideur des genoux étaient allées en augmentant, en même temps que les muscles des mollets devenaient douloureux; la lésion des membres inférieurs arrivait chez quelques-uns jusqu'à la paralysie complète; mais les bras conservaient leurs mouvements. Les hommes étaient frappés en plus grand nombre que les femmes, et les pauvres plus que les gens aisés.

Hamelin, dans son intéressant article, trouve cependant que la *gesse cultivée* et la *gesse chiche* constituent un aliment salubre, d'une grande ressource non seulement comme fourrage mais comme légumes alimentaires, pour l'homme et les animaux, dans les pays à sol pauvre. « Les rares accidents qu'on a attribués à leur usage, dit-il, ou laissent à désirer comme authenticité de précision et peuvent d'ailleurs s'expliquer par d'autres conditions indépendantes de la présence d'un principe toxique permanent que la cuisson ferait disparaître, puisque les faits d'empoisonnement ont été rapportés à l'usage de la farine de gesse. Ce principe toxique, le cas échéant, devra être recherché plutôt dans une altération accidentelle de ces légumineuses. »

M. *Proust* [1] a observé une de ces épidémies en Kabylie; il a conclu que cette maladie avait son siège dans la moelle épinière. Ce serait d'abord une myélite transverse ou une hémorrhagie de la moelle à laquelle correspondrait de la paralysie, puis viendrait le tabes dorsal spasmodique indiquant une dégénérescence secondaire des cordons latéraux.

La *pellagre* est une des plus importantes intoxications alimentaires : « C'est une intoxication alimentaire généralement due à l'usage du *maïs* altéré, revêtant la physionomie d'une endémie dans les pays où l'on consomme vulgairement de mauvais maïs, et les allures d'une épidémie dans les années et les saisons où l'avarie du grain est à son plus haut degré[2]. »

Elle frappe, dans certains pays, un grand nombre d'individus; c'est ainsi qu'en Italie, d'après les documents recueillis en 1880, il y avait 97 855 pellagreux soit 10,15 pour 1000 de la population agricole totale, ou 15,99 pour 1000

1. Académie de médecine, 1883.

2. ARNOULD, voir art. *Pellagre*, du *Dict. Dechambre* : cet article très complet contient d'intéressants renseignements auxquels nous renvoyons le lecteur.

de cette même population en n'envisageant que les provinces où la maladie a été reconnue; on a trouvé une coïncidence constante, avec un chiffre élevé de pellagreux, de chiffres également élevés d'hectares cultivés en maïs et d'hectolitres récoltés de cette céréale.

Les travaux de Th. *Roussel*, d'*Arnould*, de *Leplat*, de *Lombroso*, de *Cortez*, etc., ont élucidé bien des points jadis obscurs de cette importante question.

Il est aujourd'hui admis et démontré que la *pellagre* n'est pas un simple mal de misère, ni une affection solaire, car les plus mauvaises conditions hygiéniques n'ont *jamais* donné naissance à cette maladie en dehors du pays où l'on mange du maïs altéré. Autrefois on avait accusé le *verdet*, champignon du maïs : on sait que la pellagre est produite par un *alcaloïde*, la *pellagrazéine*, qui se développe par l'altération putride du maïs mal conservé et spécialement des variétés de maïs qui murissent mal en Europe.

Ce poison n'est pas détruit par l'ébullition; de là le danger de la *polenta*, préparée avec une farine avariée dont l'état réel est plus ou moins déguisé.

Le mal se produit par les troubles *digestifs*, *nerveux* et *cutanés*. L'érythème pellagreux apparaît surtout au printemps sous la forme d'une plaque érysipélateuse qui rend la peau sèche, luisante, fendillée, recouverte d'écailles furfuracées, et parsemée de tubercules plus ou moins foncés; ces symptômes diminuent en hiver pour apparaître de nouveau au printemps suivant.

Mais après un ou deux ans, il y a un affaiblissement général des forces; des troubles gastriques, de la diarrhée, viennent fatiguer le malade qui est pris de vertiges et de faiblesse des membres inférieurs. Enfin la *folie pellagreuse* se déclare, et le malade succombe à des accidents cachectiques : on observe souvent, chez ces malades, une lypémanie avec tendance au suicide ou au délire ambitieux. Nécessairement, si le malade n'est plus alimenté avec du maïs, s'il est convenablement soigné, il peut guérir.

En France, la *pellagre* a disparu grâce à l'alimentation du paysan qui est devenue plus variée, plus tonique. Elle s'est éteinte à mesure que les conditions sociales se sont faites meilleures, comme dans les *Landes* où le défrichement du sol a rendu aux paysans un peu d'aisance.

La *rouille*[1] est une maladie due au dévelop-

1. *Les substances alimentaires*, étudiées au microscope, par Macé. J.-B. Baillière et fils, éditeurs, 1891.

pement de champignons parasites sur les différentes parties des végétaux, principalement des feuilles ; les spores se répandent dans l'atmosphère et vont se fixer sur différentes céréales où elles produisent la maladie.

Plusieurs espèces de champignons peuvent causer la rouille chez les céréales : la plus importante est le *puccinia graminis* qui passe la première phase de son développement sur les feuilles d'épine-vinette, où elle est connue sous le nom d'*œcidium berberidis ;* le *puccinia straminis* qui se développe d'abord sur plusieurs borraginées (la pulmonaire, la grande consoude) s'observe quelquefois ; plus rarement encore le *puccinia coronata* sur les feuilles du nerprun.

Ces spores seraient nuisibles à l'homme ; la paille des blés rouillés, d'après les observations de *Delafond*, cause des accidents chez les animaux qui en consomment.

La *carie* des céréales est produite par un champignon, le *tilletia caries* qui croît à l'intérieur de l'ovaire, aux dépens de son contenu. Lors de sa maturité, l'ovaire carié offre à peu près le même volume et la forme du grain sain ; mais sa teinte est brunâtre ; la membrane est mince, se déchire facilement et laisse voir un amas de poussière d'un brun noir, complètement composé de spores du parasite.

Les spores sont sphériques, mesurant 18 μ de diamètre, à membrane externe d'un brun noir

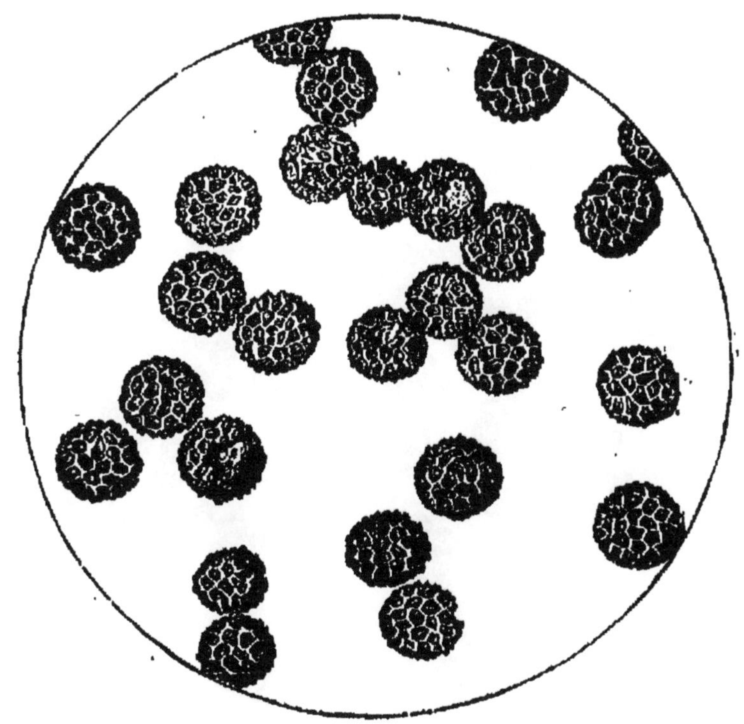

Fig. 11. — Spores de *tiletia caries*, $\frac{1}{700}$.

présentant un élégant réseau à mailles polygonales (fig. 11).

Ces spores de carie communiquent à la farine une mauvaise odeur, et au pain une saveur désagréable. On n'est pas d'accord sur leur nocuité.

L'*ustilago carbo* cause la maladie des céréales appelée le *charbon* (fig. 12) ; ce champignon attaque aussi l'ovaire, qui se transforme en un sac rempli d'une poussière noire formée des spores du parasite : ces spores sont petites, lisses,

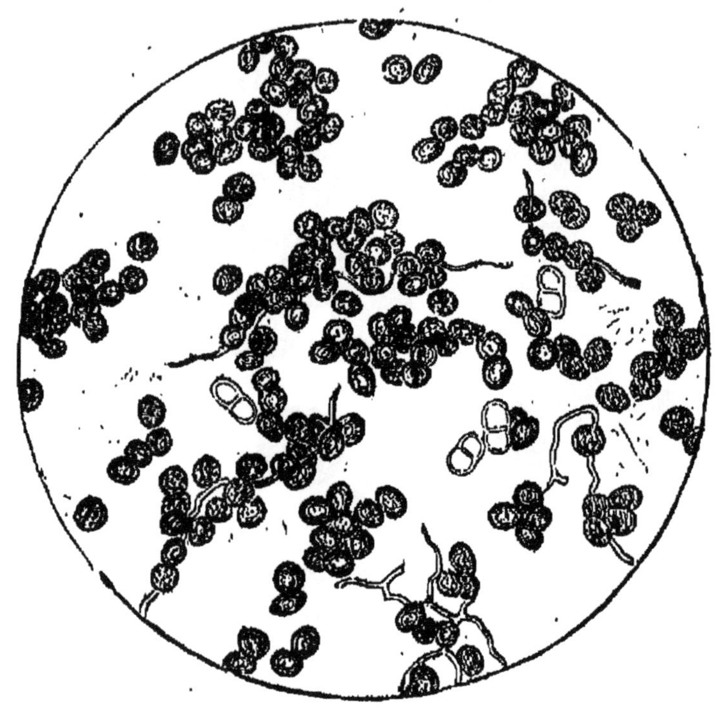

Fig. 12. — Spores d'*ustilago carbo*, $\frac{1}{400}$.

d'un brun sombre; elles ont à peine 8 μ de diamètre.

L'*ustilago maïdis* attaque le maïs; les épis envahis sont stériles et présentent de gros renflements irréguliers. On a prétendu que ces spores dans la farine de maïs jouaient un rôle dans l'étiologie de la *pellagre* (?).

Le blé peut encore être attaqué par la *nielle;* il se développe dans l'ovaire du grain une espèce d'*anguillules, anguillula tritici:* les grains malades sont déformés, petits, noirâtres et sont for-

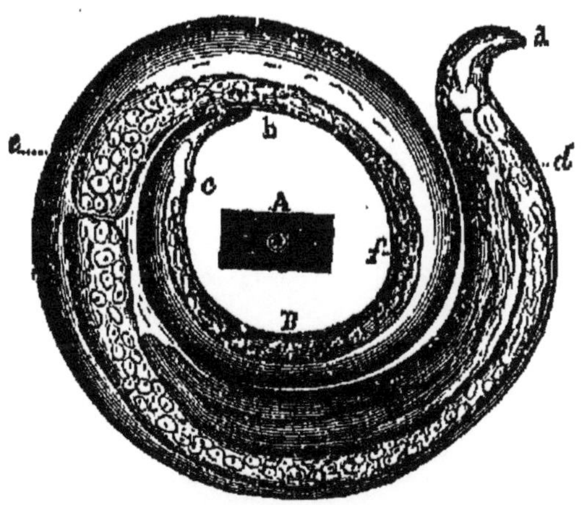

Fig. 13. — Anguillule du blé, femelle adulte, $\frac{1}{40}$.

A, grandeur naturelle.

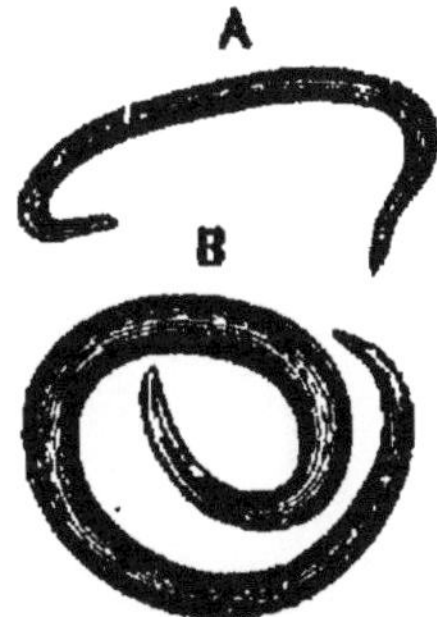

Fig. 14. — Jeunes anguillules du blé.

A, mâle; B, femelle, $\frac{1}{40}$.

més d'une coque épaisse et dure dont la cavité est remplie d'une poudre blanche. Cette poudre ne contient plus d'amidon; elle est formée de paquets d'*anguillules* plus ou moins desséchés.

Dès qu'on les met dans l'eau, ces vers présentent toutes les manifestations de la vie : la poudre blanche contenue dans le grain malade est formée de larves filiformes, longues de

$0^{mm},8$ et larges de $0^{mm},012$. Elles n'arrivent à l'état adulte que lorsqu'elles reviennent dans une fleur jeune du blé (fig. 13, 14).

De semblables farines peuvent occasionner des troubles gastriques; jamais on n'a trouvé le ver en parasite chez l'homme ou les animaux.

CHAPITRE VI

LES INTOXICATIONS DUES AUX BOISSONS

La fièvre typhoïde et l'eau. — Résultats dans l'armée. — Fièvre typhoïde et lait. — Choléra. — Fièvre palustre. — Dysenterie. — L'eau véhicule des protozoaires (amibes, helminthes, etc.).

Les eaux qui servent à l'alimentation sont contaminées par des organismes dans bien des cas, et constituent pour l'homme et les animaux de redoutables poisons.

On sait qu'il est démontré aujourd'hui que la *fièvre typhoïde*, dans un grand nombre d'épidémies, a été prise par l'eau de boisson, que celle-ci provienne soit d'une rivière, soit d'un puits; que ces épidémies ont diminué et disparu lorsqu'on avait soin de changer, pour l'alimentation, ces eaux suspectes par des eaux non contaminées.

Ces résultats ont été particulièrement satisfaisants dans l'armée. Grâce aux nombreuses statistiques publiées par le ministère de la guerre, il est possible de suivre les progrès dus à la surveillance des eaux destinées à l'alimentation. Les inspecteurs Dujardin-Baumetz et Léon Colin sont parvenus, non sans peine, à faire modifier dans les différentes garnisons les prises d'eaux reconnues impures et à doter les établissements militaires de filtres Chamberland partout où il n'était pas possible de procurer à la troupe de l'eau de source ou de l'eau d'excellente qualité.

Dès que ces mesures ont été appliquées on put rapidement en observer les bienfaits. « La fièvre typhoïde, dit le docteur Schneider, qui avait atteint 5991 hommes en 1887, ne présente plus que 4883 cas en 1888, et ce chiffre tombe à 4412 en 1889.

« La mortalité typhoïdique qui était de 964 en 1886, de 763 en 1887, n'est plus en 1889 que de 641. C'est ainsi que l'armée française a eu dans ces deux dernières années 4466 maladies et 285 décès typhoïdiques de moins que dans les deux années précédentes.

« Pour montrer que cette diminution est directement liée à l'amélioration de l'eau de boisson, je ne citerai que ce qui s'est produit à Paris. La statistique locale de la fièvre typhoïde enregistrait :

1 245 cas et 132 décès en 1886;
1 296 cas et 140 décès en 1887.

« En 1887 et en 1888 les casernes de Paris, qui, jusque-là, recevaient de l'eau de rivière (Seine et Ourcq), sont dotées progressivement d'eau de source excellente (Vanne et Dhuys) et immédiatement la fréquence de la fièvre typhoïde diminue.

« On n'observe plus que :

535 cas avec 100 décès en 1888;
et 531 cas avec 82 décès en 1889.

« Et encore, les résultats de cette dernière année n'ont-ils pas été aussi heureux qu'on pouvait l'espérer, par suite de l'obligation où s'est trouvée l'administration des eaux de substituer pendant quelques semaines l'eau de rivière à l'eau de source, dans diverses casernes de Paris[1]. »

Dans les six premiers mois de 1890 on a noté une nouvelle diminution dans la morbidité par fièvre typhoïde qui n'atteint que le chiffre de

1. D. Schneider, *De l'influence de l'hygiène sur la morbidité et la mortalité dans l'armée française*. Congrès de Berlin, 1890. Dr Schneider, Congrès d'hygiène de Londres, 1891.

921 cas, alors que dans le semestre correspondant de 1889 on avait enregistré 1 424 cas.

Le lait a pu, dans certaines conditions, être la cause d'épidémies de *fièvre typhoïde*[1] : ces épidémies, rares en France, sont assez nombreuses à l'étranger.

A Cambridge, la plupart des familles atteintes, au nombre de 73, recevaient du lait du même fournisseur et avaient l'habitude de le boire sans l'avoir fait bouillir ; on apprit que le laitier soignait son enfant atteint de fièvre typhoïde et que les déjections typhiques avaient été répandues sur des terres traversées par la conduite d'eau alimentaire en mauvais état d'entretien ; trois semaines après, l'épidémie de fièvre typhoïde éclatait à Cambridge.

En 1890, le docteur Vincent, directeur de la salubrité à Genève, rapporta une épidémie de fièvre typhoïde causée par un laitier qui rinçait ses ustensiles dans un bassin alimenté par une source d'eau pure, mais dans laquelle avait été lavé le linge d'un ouvrier de la ferme atteint de fièvre typhoïde ; 36 personnes, consommant

1. « Épidémie de fièvre typhoïde transmise par le lait », par MM. les Drs GOYON, BOUCHEREAU, FOURNIAL, in *Revue d'hygiène*, nov. 1892. Nous avons emprunté à ce travail la plupart de nos renseignements.

toutes le lait fourni par ce laitier, contractèrent la fièvre typhoïde, parce que toutes buvaient du lait non bouilli.

En janvier 1892 une épidémie analogue fut observée à Clermond-Ferrand; 18 personnes furent atteintes, 6 moururent.

Citons également les épidémies de scarlatine dues à l'ingestion de lait contaminé.

Le choléra peut également se disséminer par les eaux : mais les bacilles virgules n'ont pas la même résistance, et il est plus difficile de les trouver. D'autant plus que les saprophytes leur font une grande guerre. On a montré que la vitalité du bacille virgule, même dans des eaux très pures, ne dépassait pas une semaine.

La fièvre palustre, la fièvre jaune pourraient, d'après quelques observations très discutables d'ailleurs, être occasionnées par des eaux contaminées.

La dysenterie reconnaît pour cause[1] l'usage d'eaux impropres, marécageuses, contaminées ; cette maladie, par sa fréquence et sa gravité, tient un rang important; son rôle sur la mortalité est bien autre que celui de la peste, de la fièvre jaune, du choléra. Son foyer d'endémicité

1. *Dict. encyclop. des sciences médicales*, article *Dysenterie* de L. Colin. L. Colin, *Annal. d'hygiène*, 1872.

est une large ceinture entourant le globe, comprenant toute la zone des climats chauds et empiétant largement sur les limites méridionales des climats tempérés; et là elle réapparaît chaque année, n'offrant pas ces périodes d'intermission multi-annuelles qui séparent les explosions des maladies pestilentielles.

Les Anglais, aux Indes, meurent plus de dysenterie que de choléra; pendant la campagne d'Égypte (1798-1801), elle a tué plus de soldats français que la peste qui sévissait alors; et au Mexique (1860-1865) elle a été plus fatale à notre armée que la fièvre jaune.

Ce rôle néfaste de l'eau de mauvaise qualité est absolument démontré : les preuves abondent du rapport qui existe entre l'immunité ou les atteintes dysentériques des populations, et le degré de pureté des eaux qui les alimentent : *en tous climats l'impureté des eaux est une des conditions déterminantes de l'endémicité dysentérique.*

C'est à la pureté des eaux consommées à Rome, dit L. Colin, que nous attribuons la rareté de la dysenterie en cette ville où, pendant seize ans (1849-1866), nos troupes en furent moins atteintes qu'en France. Dans nombre de postes d'Algérie, à Orléansville par exemple, la dysenterie a diminué notablement à la suite des travaux d'aménagements qui ont assuré à leur population l'usage d'une eau pure. Au canal de Suez, les ouvriers étaient décimés par la dysenterie jusqu'en 1863, époque où les eaux du Nil, supérieures aux eaux saumâtres du désert, ont pu être dérivées jusque dans leurs chantiers. A la Guadeloupe, on a vu les épidémies de dysenterie notablement atténuées dans les circonstances où les colons et les soldats ont pu faire usage d'eau de pluie recueillie dans des citernes, au lieu de recourir à des eaux impures.

A *Thu-dan-Not* (Cochinchine), on fait naître ou disparaître à volonté la dysenterie, en se servant de certaines eaux ou en en suspendant l'usage, etc., etc.[1].

Un grand nombre de parasites[2] sont introduits avec l'eau de boisson, dans laquelle ils sont capables de séjourner et de vivre un certain temps, en attendant d'être avalés par un être dans l'organisme duquel ils trouvent les

1. Nous n'insisterons pas sur le micro-organisme de la dysenterie, dont l'existence est encore discutée ; pour les uns c'est le bacillus vulgaris, pour d'autres, c'est un bâtonnet, ou des micrococci, etc.

2. Dr R. Blanchard, « Les animaux parasites introduits par l'eau dans l'organisme. *Revue d'hygiène*, 1890, p. 828.

conditions favorables à leur développement ultérieur.

La plupart de ces parasites vivent dans l'eau à l'état d'œuf, d'embryon ou de larve.

Parmi les *protozoaires*, signalons l'*amœba coli* qui est un parasite très répandu; on l'a accusé d'être la cause d'un grand nombre d'affections : la dysenterie, la diarrhée, la colite, les ulcérations intestinales. « Il nous semble impossible, dit Blanchard, de considérer *l'amibe* comme capable de causer ces états morbides. Nous pensons, en revanche, que ces maladies, en modifiant profondément les conditions du milieu intestinal, préparent un terrain favorable au développement de l'*amibe;* celle-ci prospère donc sur ce terrain, soit qu'elle existât déjà dans l'intestin, soit qu'elle pénètre alors que la maladie est déjà déclarée. »

Les *helminthes* sont introduits dans l'organisme de l'homme ou des animaux par l'intermédiaire des eaux : nous donnons plus loin l'aspect présenté par les œufs des principaux vers intestinaux de l'homme.

Le tableau suivant[1] indique les dimensions moyennes de l'œuf des cestoïdes les plus utiles à connaître :

1. *Revue d'hygiène*, 1890, page 854.

	CARACTÈRES particuliers de la coque.	DIMENSIONS de la coque évaluées en .			DIMENSIONS de l'embryon.	
		long.	larg.	épais.	long.	larg.
Bothriocephalus felis.	Ovale avec clapet.	50-60				
B. latus.	—	68-71	44-45			
Tænia alba.	Cuboïde.					
T. canina.	Sphérique.	37-50			25-33	
T. centripunctata.	—	21-24				
T. cœnurus.	Subsphérique.	31-36				
T. crassicollis.	Sphérique.	31-37				
T. denticulata.	Irrég[t] cuboïde.					
T. echinococcus.	Ovalaire légèrement granuleuse à sa surface.	30-35	25-27			
T. expansa.	Polyédrique.					
T. flavopunctata.	Subsphérique.	60			30	
T. marginata.	Subsphérique.	31-36				
T. nana.	2 membranes bien distinctes.	40			23	
T. ovipunctata.	Subsphérique.	20	16			
T. saginata.	Ovale à bâtonnets rayonnants.	36-39	28-35	5-7-6-4	28-32	23-26
T. serialis.	Ovale.	31	27			
T. serrata.	A bâtonnets rayonnants.	36-40	31-36			
T. solium.	Subsphérique, à bâtonnets rayonnants.	31-36			20	

L'œuf du *tænia solium* [1] est facilement reconnaissable : il est sphérique; il est entouré d'une

1. Macé, *Les substances alimentaires étudiées au microscope.* J.-B. Baillière et fils, éditeurs, 1891.

coque externe épaisse, striée radiairement, paraissant constituée par l'accolement de petits bâtonnets. En traitant cet œuf par la potasse caustique, on distingue facilement, dans l'une des moitiés de l'embryon, six crochets presque droits, disposés de façons diverses.

L'œuf du *tænia echinococcus* est légèrement ovalaire ; sa coque est un peu granuleuse, moins épaisse que celle du *tænia solium*.

Les œufs du *botriocéphale large* sont elliptiques ; la coque est peu épaisse, brunâtre et porte à l'un de ses pôles un opercule que l'on rend plus manifeste en faisant agir la potasse caustique. L'œuf contient un embryon plus ou moins développé selon son âge. Après un assez long séjour dans l'eau, l'opercule tombe et l'embryon sort : c'est une petite masse sphérique de 35 à 50 μ de large, couverte de longs cils vibratiles animés d'un mouvement lent ; il y a six crochets. Ni l'œuf, ni l'embryon cilié ne peuvent se développer chez l'homme ; l'état larvaire se passe chez différents poissons qui transmettent le parasite à l'homme (fig. 15 et 16).

Parmi les *trématodes* que l'homme peut prendre de l'eau, citons :

Le *distoma hepaticum* ;

Le *distoma lanceolatum;*
Le *bilharzia hematobia.*

L'œuf du *distoma hepaticum* (grande douve

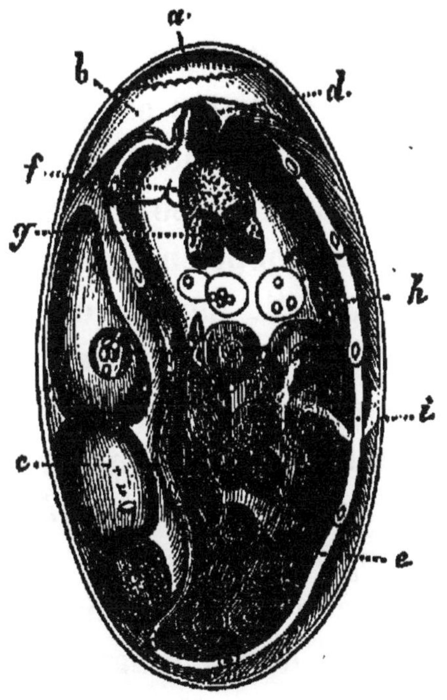

Fig. 15. — Œuf de *distoma hepaticum* contenant un embryon près d'éclore.

a, opercule. — *d*, rostre. — *e*, épiderme vibratile. — *f*, rudiments de l'appareil digestif.

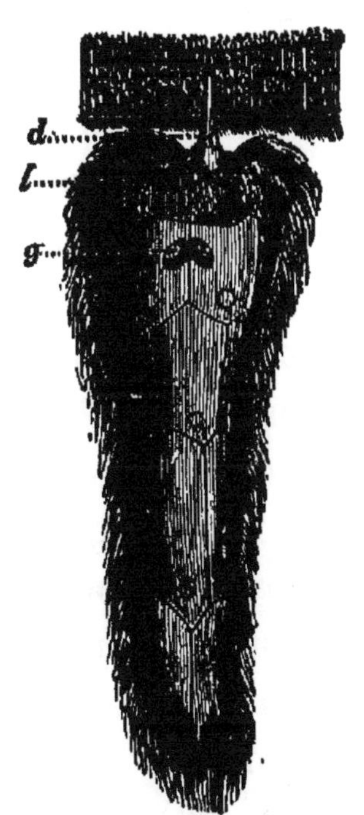

Fig. 16. — Embryon ailé en train de perforer les tissus d'un mollusque.

du foie) a une coque d'un brun sombre, portant à sa petite extrémité un opercule rond. L'embryon possède des cils vibratiles, et pénètre chez de petits mollusques d'eau douce, le *lymnæa*

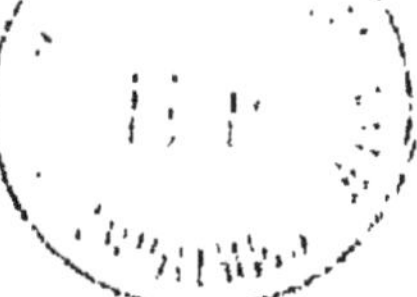

truncatula (fig. 17) et le *lymnæa peregra;* on a alors l'état intermédiaire appelé *rédie* (fig. 18) qui donnera par bourgeonnement les vraies larves, les *cercaires* (fig. 19), en pénétrant dans l'intestin de l'homme ou de tout autre animal, elles se transforment directement en *distome*.

L'œuf du *distoma lanceolatum* est plus petit que le précédent, ovoïde et muni également d'un opercule; sa coque est colorée en brun noirâtre. L'embryon se développe en *rédie* chez le *planorbis marginatus*, petit mollusque à coquille aplatie; la *cercaire* a été décrite sous le nom de *cercaria cystophora*.

En Afrique on avale fréquemment avec les eaux de boisson le *bilharzia hematobia;* les œufs ont une forme spéciale : ils sont elliptiques, entourés d'une coque brune résistante, armée à l'un des pôles d'une longue pointe (fig. 20).

Les embryons éclosent dans l'eau; ils ont la forme représentée dans la figure 21. On ne connaît pas leur développement ultérieur.

Plusieurs espèces de parasites de l'ordre des *nématodes* paraissent être transmis à l'homme par l'eau de boisson.

Les œufs d'*ascaride lombricoïde* sont ovoïdes ou elliptiques, pourvus de deux enveloppes dis-

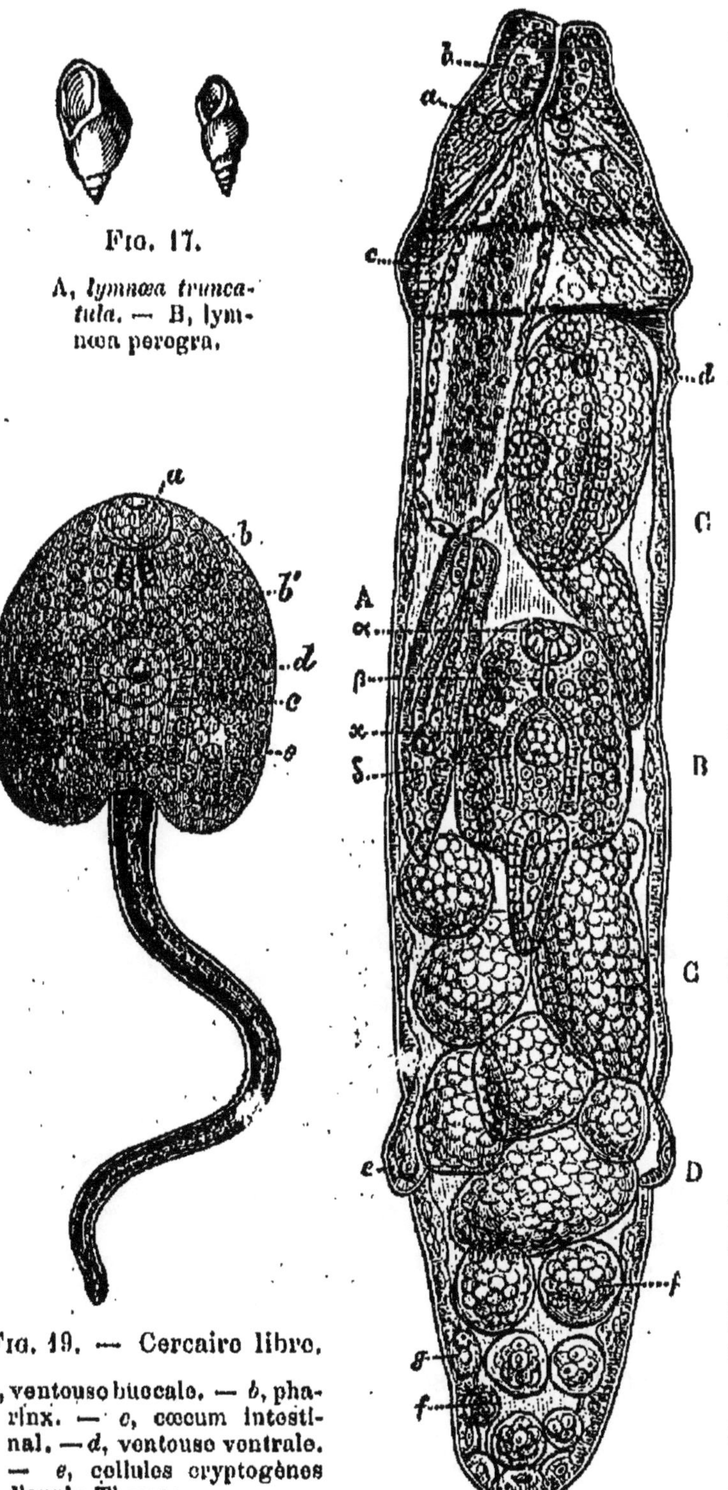

Fig. 17.

A, *lymnæa truncatula*. — B, lymnæa peregra.

Fig. 19. — Cercaire libre.

a, ventouse buccale. — *b*, pharinx. — *c*, cæcum intestinal. — *d*, ventouse ventrale. — *e*, cellules cryptogènes d'après Thomas.

Fig. 18. — Rédie adulte contenant une rédie fille, une cercaire approchant de sa maturité, deux autres cercaires plus jeunes et des germes de toutes dimensions, d'après Thomas.

tinctes : l'enveloppe interne est dure, résistante; l'externe est transparente, peu résistante, plissée (fig. 22); elle donne à l'œuf l'aspect *muriforme*.

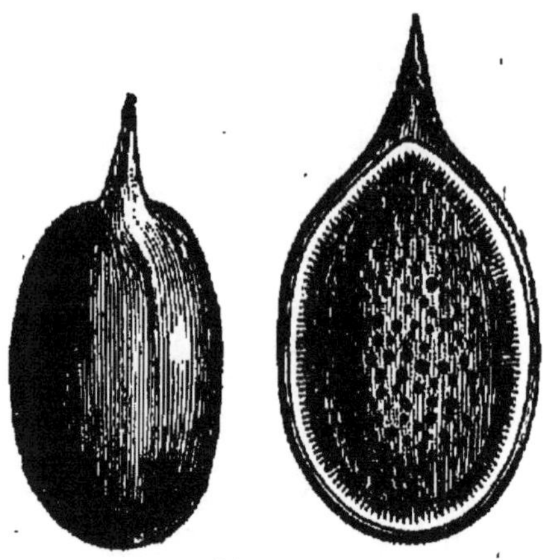

FIG. 20.

A, œufs de Bilharzie. — B, œuf embryonné, d'après J. Thatin.

Les œufs de *l'ascaris mystax* (parasite très fréquent chez le chien et le chat, exceptionnel chez l'homme) se reconnaissent facilement à la disposition en réseau et mailles serrées de l'enveloppe extérieure (fig. 23).

Les œufs de l'*oxyure vermiculaire* sont ovales et ont une forme aplatie; la coque est lisse; on lui distingue trois couches superposées; ils renferment souvent un embryon à partie

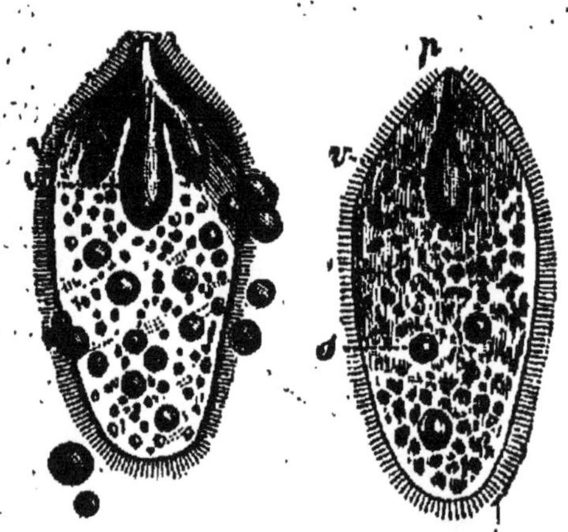

FIG. 21. — Embryons ciliés de Bilharzie, d'après J. Thatin.

antérieure élargie, ayant une forme de têtard.

Le *trichocéphale* de l'homme présente des œufs faciles à reconnaître (fig. 24); ils sont ovoïdes, un peu brunâtres, présentent deux enveloppes concentriques, l'interne mince, l'externe épaisse, granuleuse, percée à chaque pôle d'un pore que bouche un amas de matière muqueuse transparente.

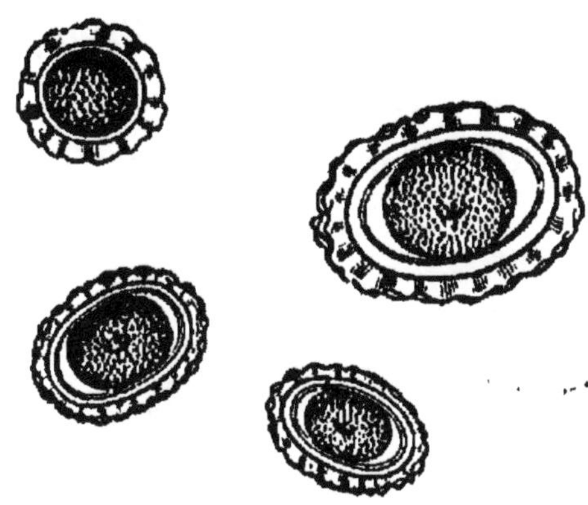

Fig. 22. — Œufs d'ascaride lombricoïde.

L'œuf du *strongle géant* est ellipsoïde, un peu aminci vers les pôles; sa surface est criblée de petits trous.

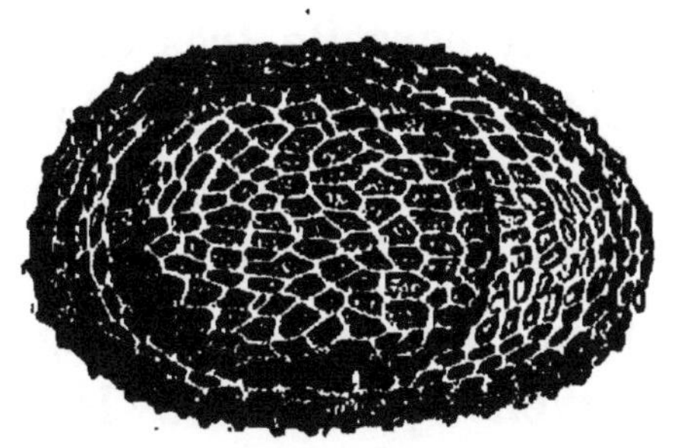

Fig. 23. — Œuf d'*ascaris mystax*, d'après Ant. Schneider.

On trouve également dans l'eau des œufs et des larves de l'*ankylostome duodénal;* les œufs sont elliptiques, arrondis aux deux bouts, à coque mince, transparente; ils donnent naissance à de petits embryons à tête trilobée.

L'anguillule intestinale est un parasite qui accompagne souvent l'*ankylostome* dans l'affectation désignée sous le nom d'*anémie des mineurs*, ou qui se rencontre seule dans *la diarrhée Cochinchine*[1].

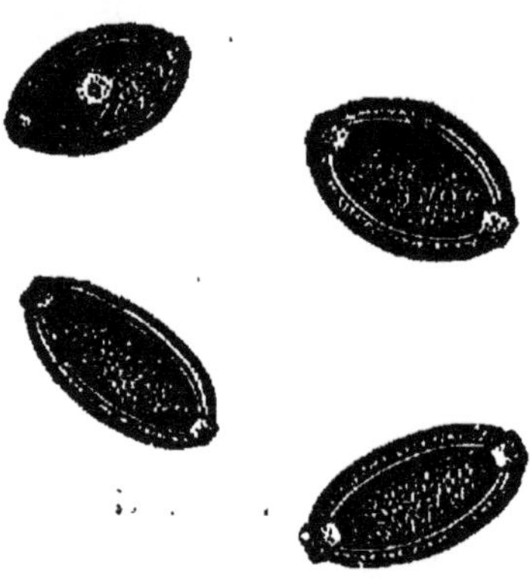

Fig. 24. — Œufs de trichocéphale de l'homme.

La *filaire de Médine* se prend par l'eau également; on rencontre dans l'eau les embryons et les larves, libres ou contenues dans un hôte intermédiaire (fig. 25, 26).

La *filaire du sang* est un parasite très commun dans l'Amérique méridionale et aux Indes. Le ver adulte vit dans les vaisseaux sanguins et lymphatiques, y pond des œufs d'où sortent des embryons qui se répandent dans le sang. Ces embryons ne peuvent poursuivre leur évolution qu'en passant du sang de l'homme dans l'estomac d'un moustique; ils s'y développent en larves qui arrivent dans l'eau.

1. Voir dans Macé, *loc. cit.*, la description complète et les diverses transformations.

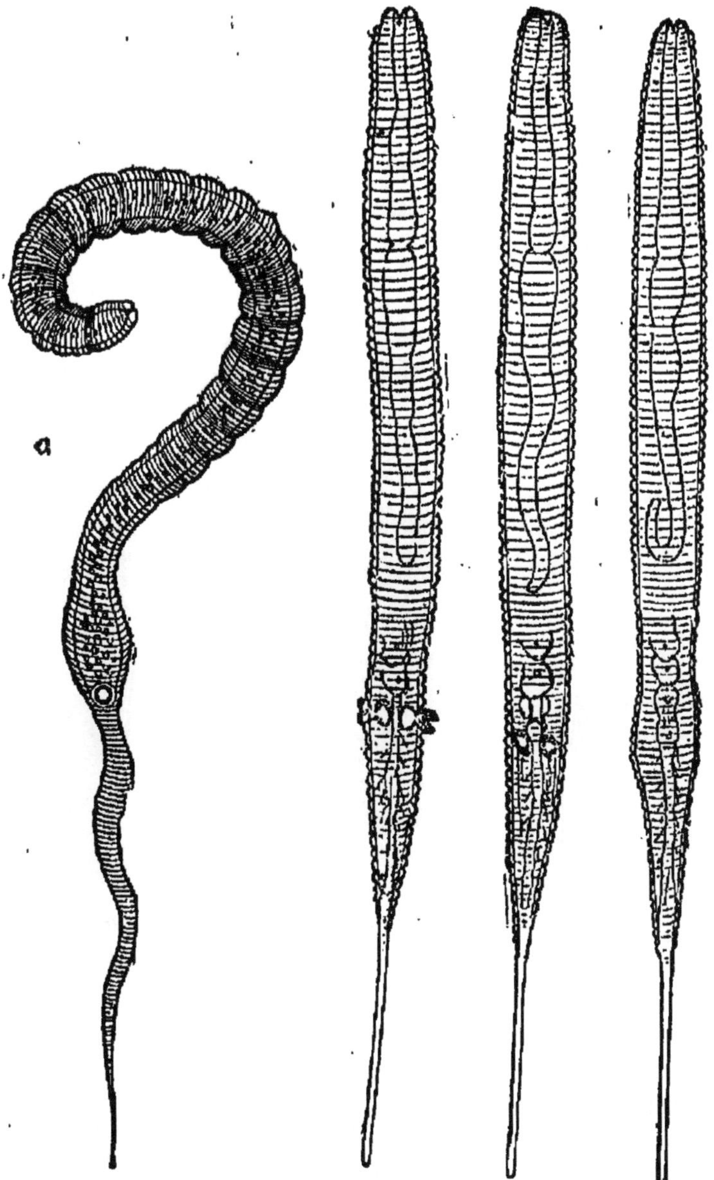

Fig. 25. — Embryon de filaire, d'après Cobbold. $\frac{1}{800}$.

Fig. 26. — Embryons de filaire, d'après Bostian. $\frac{1}{800}$.

L'homme peut encore absorber avec l'eau de boisson des vers qui vivent ordinairement librement et qui dans certaines conditions s'a-

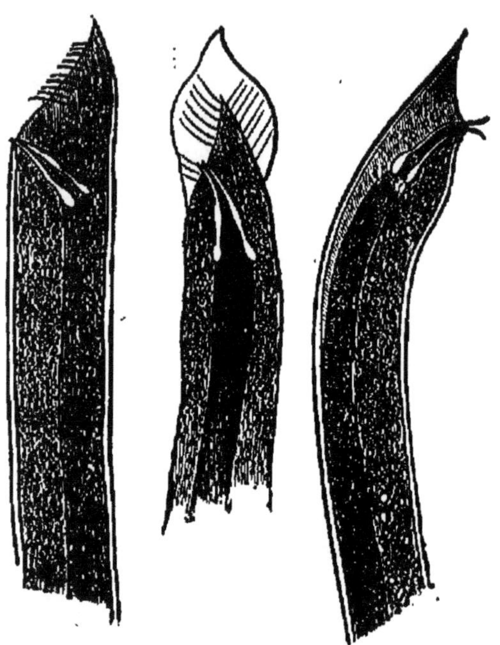

Fig. 28. — Extrémité postérieure de *rhabditis pellio* mâle.

daptent à la vie parasitaire.

Citons certaines *aiguillules*, le *rhabditis pellio*, très commun dans la vase et la terre humide (fig. 27, 28).

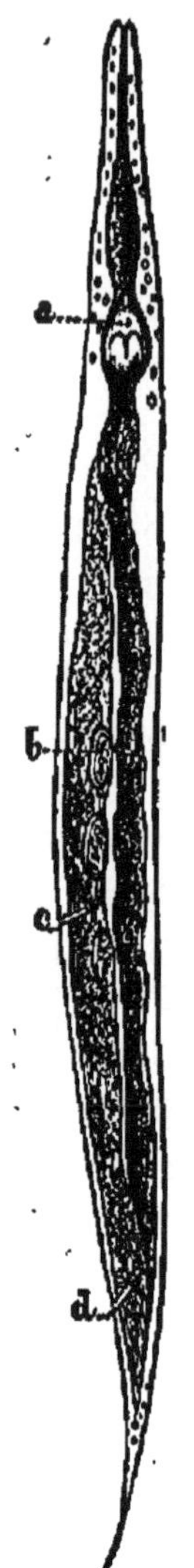

Fig. 27. — *Rhabditis pellio* femelle.

a, pharynx. — *b*, œuf. — *c*, vulve. — *d*, anus.

On les reconnaît facilement à leur structure,

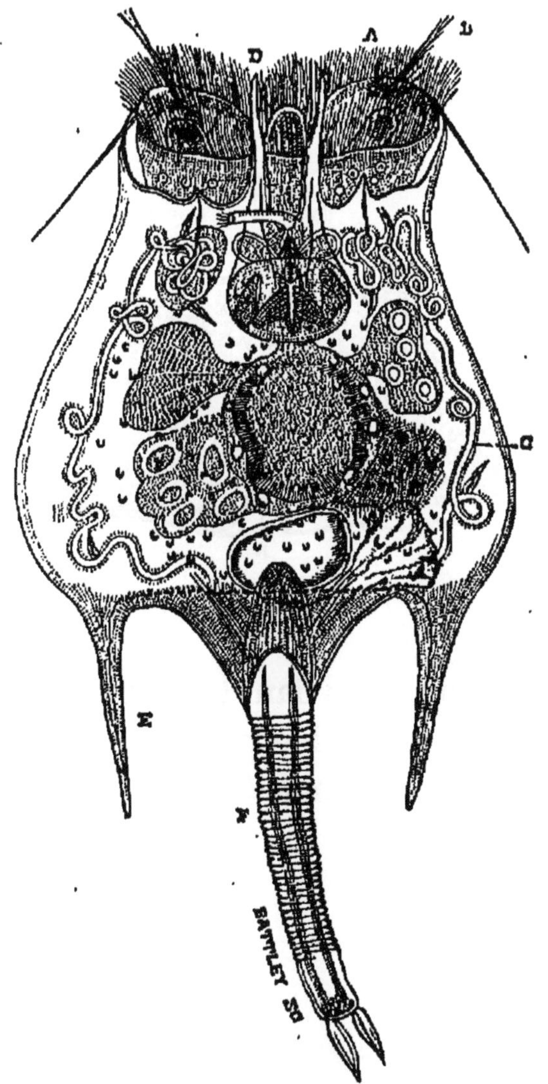

Fig. 20. — *Broechonius bakeri*, d'après Leydig.

ainsi que les *gordius*, longs vers filiformes communs dans les eaux courantes, et quelques espèces de *sangsues* qui pénètrent facilement avec l'eau, lorsqu'elles sont de petite taille, dans les voies buccales.

Nous n'insisterons pas sur les *rotifères* et les

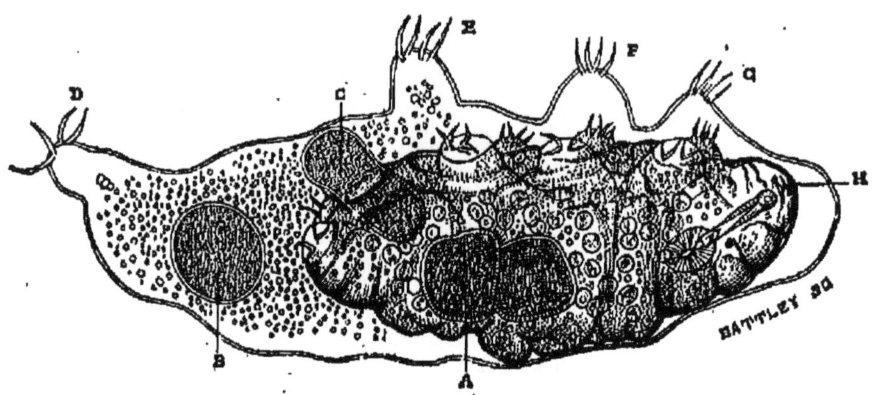

Fig. 30. — *Macrobiotus Dujardini*, $\frac{1}{300}$.

arthropodes communs dans les eaux stagnantes; leur ingestion ne semble pas donner lieu à des accidents chez l'homme (fig. 29, 30).

CHAPITRE VII

DES MALADIES ALIMENTAIRES

Alimentation insuffisante; villes assiégées, navires, etc. — Conséquences : scorbut, pellagre, beriberi, héméralopie.

A côté des intoxications dues à l'absorption d'aliments toxiques par eux-mêmes ou contaminés par des parasites, il est nécessaire, croyons-nous, de faire une place aux maladies alimentaires, c'est-à-dire aux *maladies qui sont la conséquence d'une alimentation insuffisante :* on voit alors, comme dans les famines par exemple, une aggravation de la plupart des affections régnantes, aiguës ou chroniques, et une augmentation de la mortalité qui est proportionnée à la pénurie des subsistances[1]; le choléra, le

1. *Encyclopédie d'hygiène et de médecine publique*, article *Épidémiologie*, p. 787 du tome premier de M. Léon Colin : nous y avons pris un grand nombre de renseignements.

typhus ont une mortalité qui est proportionnelle au degré de bien-être de ceux qui en subissent les atteintes.

Ces *maladies alimentaires* s'observent rarement dans les conditions ordinaires; ce ne sont alors que des cas isolés, frappant çà et là quelques misérables placés depuis un certain temps dans une grande misère physiologique. Mais elles sont bien autrement intéressantes à étudier pour le médecin, bien autrement redoutables dans certaines circonstances, parce qu'elles prennent l'aspect de véritables épidémies : c'est ainsi que les villes assiégées, les navires, etc., présentent ces déplorables états. La population civile et militaire, dans une ville assiégée, se trouve, à la longue, épuisée au moral par les inquiétudes et les préoccupations de toutes sortes, au physique par une alimentation défectueuse, insuffisante et souvent malsaine.

Cette influence de la famine sur les maladies les plus diverses a été surtout marquée pendant les dernières semaines du siège de Paris, en janvier 1871; à cette époque la mortalité de la population parisienne avait *décuplé;* on mourait plus facilement, et les affections habituellement bénignes devenaient habituellement mortelles. Comme les animaux soumis à l'inanition, les malades, épuisés par leurs privations antérieures, n'offraient plus alors la même force de résistance aux diverses maladies. « Ils étaient[1] devenus spécialement prédisposés, dans le décours des maladies aiguës, variole, rougeole, fièvre typhoïde et même celui des simples bronchites, aux congestions, aux hémorrhagies, surtout vers les poumons et les intestins ; les pneumonies, dont alors se compliquait leur affection, ressemblaient, par le peu d'intensité du mouvement fébrile et par la vaste étendue du siège anatomique, à ces pneumonies secondaires soit au scorbut, soit à la cachexie palustre ; absolument comme leurs diarrhées se rapprochaient, et par leur durée et par leur gravité, et même en certains cas par les altérations intestinales, du catarrhe intestinal des pays chauds ou de la dysenterie chronique. A cette époque, la mortalité pesait également d'une manière spéciale, en dehors des ambulances, et sur les phtisiques et sur les personnes avancées en âge ; les vieillards affluaient, mourants, vers les hospices ; en un seul jour, à la veille de la signature de l'ar-

1. Léon Colin, *loc. cit.*

mistice, dans le seul hôpital de la Pitié, il en mourut cinquante-quatre, offrant tous les attributs du marasme et succombant dans l'algidité, sans que l'on ait constaté de localisation morbide bien tranchée chez aucun d'eux. »

La viande avait diminué progressivement de quantité[1] : ainsi, rationnée le 8 octobre à 100 grammes pour les adultes et 50 grammes pour les enfants, elle tombe successivement à 85, 80, 70, 50 et enfin 33 grammes dans les semaines qui précédèrent la capitulation.

Quant au *pain* (la ration était de 300 grammes pour les adultes et de 150 grammes pour les enfants), voici le tableau qu'en donne Bouchardat : « La quantité allait chaque jour en s'abaissant, la fécule et toutes les céréales intervinrent dans sa préparation : le blé, le seigle, le riz, l'orge, l'avoine. Ces graines imparfaitement moulues, donnaient une farine mixte, à peine blutée, dans laquelle de larges débris de son et de paille se montraient répandus dans une petite quantité de farine. A la fin du siège, le pain distribué était si compact, si mêlé de débris, si âpre au goût, qu'on avait peine, malgré la viva-

1. SUEUR, *Étude sur la mortalité à Paris.* Thèse, 1872.

cité de l'appétit, à consommer les 300 grammes du rationnement. »

La *mortalité* n'a cessé de monter depuis le début du siège; le 4 décembre on compte 2000 décès par semaine; elle continue à s'élever pour arriver à 4671 décès en 7 jours dans la semaine qui suit l'armistice; puis elle revient à 2600 décès dans la semaine qui a précédé le 18 mars.

A côté se placent les *maladies alimentaires* proprement dites, telles que le *scorbut*, la *pellagre*, etc.

Les travaux modernes ont démontré le rôle capital joué par l'alimentation dans la pathogénie du *scorbut :* c'est évidemment une maladie qui tient à *la défectuosité de l'alimentation*, car dans les guerres de blocus, elle respecte l'armée assiégeante pour ne frapper que les assiégés; elle ménage habituellement les officiers, alors même qu'elle s'étend à presque tous les soldats. « A bord des bâtiments, dit *Lind*, jamais les officiers, jamais les aspirants, jamais les maîtres, ne sont atteints de scorbut, à moins que les privations deviennent telles qu'il n'y ait plus de différence, sous le rapport des tables. Le scorbut s'arrête devant l'épaulette, devant le galon. »

Le *béribéri* est la conséquence d'une mauvaise alimentation : le mal est plus spécial aux pauvres ; il est plus commun dans le cours des longues traversées, à cause de l'insuffisance et de l'épuisement des approvisionnements. Durant plusieurs mois, l'immigrant indien transporté aux Antilles ne reçoit qu'une ration minime et uniforme de riz ; or, l'affection épargne ceux des Indiens qui sont mis à la ration des Européens ; elle cesse par les distributions de vivres frais et par l'atterrissement. C'est une maladie d'autant plus redoutable que la mortalité dépasse la moitié des individus atteints.

Nous avons déjà parlé de la *Pellagre* (page 78), nous n'y insisterons pas ici.

L'héméralopie[1] s'observe chez les individus débilités : elle peut frapper le dixième de l'effectif d'un régiment. Aux États-Unis, pendant la guerre de Sécession, il en est entré plus de 6000 cas aux hôpitaux ; elle coïncide souvent avec le scorbut et la pellagre. Sa pathogénie a été très discutée, mais il est évident que la principale cause est un régime défectueux et insuf-

1. On désigne sous ce nom un état pathologique de la vision caractérisée par l'impossibilité plus ou moins complète de voir la nuit, alors que, pendant le jour, le sujet qui en est atteint ne s'aperçoit d'aucun trouble spécial.

fisant, comme l'ont montré les travaux des médecins de la marine. C'est donc une maladie d'alimentation ; elle éclate simultanément dans certaines garnisons, elle est limitée aux simples soldats, elle est rare dans la population civile, fréquente dans les longues traversées; les épidémies à bord des navires cessent par l'atterrissement. « C'est pendant la période de pénurie ou de mauvaise alimentation[1] que l'on voit se manifester le plus sûrement les épidémies d'héméralopie. C'est aussi pour des raisons analogues que naissent celles que l'on observe dans les prisons, les pénitenciers et les couvents. Nous savons, en effet, que c'est surtout à la fin du carême qu'elles se montrent dans les communautés religieuses et que quelquefois elles sont amenées dans certains pensionnats par un esprit d'économie. »

1. Héméralopie, *Dict. des sciences médicales*, article de Gayet.

CHAPITRE VIII

LES IDIOSYNCRASIES[1]

Il est une particularité dans l'histoire des intoxications alimentaires, sur laquelle nous croyons utile de nous étendre; ce sont les *idiosyncrasies*.

C'est en effet un point pouvant dérouter le médecin qui, se trouvant en présence d'une intoxication, cherche parmi les aliments qu'a ingérés le malade celui qui a pu donner lieu à ces accidents, et, après les avoir passés en revue, n'en trouve aucun capable d'expliquer les phénomènes d'intoxication.

Si l'individu a mangé des aliments plus ou

1. L'idiosyncrasie est une disposition qui fait que chaque individu a une susceptibilité particulière, une manière à lui propre d'être influencé par les divers agents capables d'impressionner d'une façon quelconque nos organes.

moins suspects, tels que des champignons, du gibier, de la viande de mauvaise qualité, etc., on sera tout disposé à incriminer tel ou tel aliment. Mais si le malade n'a ingéré que des aliments simples, incapables ordinairement de donner lieu à des phénomènes plus ou moins graves, à des troubles gastriques, des vomissements, des accidents nerveux même, le médecin sera embarrassé.

Dans ces conditions, il sera de toute importance de demander, soit au malade, soit à son entourage si parmi les aliments il y en avait qui généralement n'étaient pas bien acceptés par l'estomac ou que le malade redoutait de prendre. On apprendra alors que ce malade, qui avait ce que l'on est convenu d'appeler un bon estomac, n'a jamais pu supporter tel aliment ou tel condiment, et que déjà, après en avoir mangé, il a été incommodé.

Ces *idiosyncrasies* présentent ceci de particulier qu'elles sont tout à fait inattendues, et que l'intolérance de l'estomac n'est en aucune façon en rapport avec la digestibilité plus ou moins grande de l'aliment; c'est souvent pour des aliments simples, faciles à digérer, que ces accidents se manifestent. Un individu ne supportera pas, dans un mets, la présence d'une quantité minime, insignifiante même, de pomme de terre, sans être pris de vomissements quelques heures après, ou de diarrhée. Et certes pour la pomme de terre on ne peut pas dire, comme pour l'oignon ou l'ail, par exemple, qui sont mal supportés par certains estomacs, que les principes volatils sont la cause de ces réflexes bizarres.

Certains individus ont une susceptibilité particulière lorsqu'ils ingèrent des viscères, tels que le foie, le mou ou le rognon.

D'autres ne peuvent supporter sans vomissement l'absorption de lait bouilli, sur lequel surnage la crème coagulée; ils ne digèrent pas cette pellicule du lait; parfois même ils sont dans l'impossibilité absolue de la déglutir, et sont pris d'une contracture pharyngienne telle que la déglutition est impossible.

D'autres, et ils sont nombreux, sont pris de fièvre, de vomissements, d'urticaire, d'éruptions diverses, etc., après avoir mangé soit des crustacés, soit des fraises, soit du poisson.

Il est à remarquer que dans ces idiosyncrasies on observe *deux catégories* : dans les unes, les individus ont une répugnance absolue pour un aliment, pour de l'oignon, pour telle partie de l'animal, pour la pellicule du lait bouilli, etc., etc., et ils sont pris de vomissements si on les force à avaler ces matières qui leur répugnent.

Dans les autres, l'individu n'a aucun dégoût pour cette matière alimentaire, qui le rendra malade ; au contraire même il peut l'aimer ; il la déglutira avec plaisir ; puis quelques heures plus tard, les vomissements, les nausées surviennent. Et chaque fois que cette expérience sera tentée elle sera suivie des mêmes accidents.

C'est ce que nous avons pu observer chez un malade qui aimait les pommes de terre, mais qui vomissait après en avoir ingéré même quelques parcelles. Il était très expert pour trancher la question de savoir si dans telle soupe ou dans tel mets mangés la veille, le cuisinier avait mis des traces de pomme de terre ; s'il n'avait pu garder son repas, c'est que la pomme de terre entrait dans le plat en litige. Le même malade supportait bien la fécule de pomme de terre.

On voit donc combien le médecin devra compter dans certains cas avec les dispositions particulières inhérentes à chaque individu. Cette question est importante et pour le diagnostic et pour le traitement.

A côté des *idiosyncrasies* nous signalerons les cas particuliers dans lesquels l'empoisonnement ne frappe pas tous les convives d'un même repas, qui pourtant, sans exception, ont mangé un aliment reconnu suspect et toxique, tel qu'une viande gâtée ou un légume avarié. Quelquefois, et c'est le cas ordinaire, tous ceux qui ont absorbé le plat dangereux sont frappés plus ou moins grièvement, mais en somme éprouvent des symptômes dont l'intensité est variable et semble varier, d'après les observations, avec les quantités ingérées.

Mais on observe également des faits dans lesquels les convives, placés dans les mêmes conditions et ayant mangé de la même façon, ne sont pas atteints par l'intoxication ; tous, sauf un par exemple, seront empoisonnés, ce qui est l'exception ; car dans ces cas d'empoisonnement en masse l'exception s'observe rarement. Le plus souvent, sur un certain nombre de convives il pourra arriver qu'un ou deux soient seulement frappés, d'autres légèrement indisposés, et le plus grand nombre indemne.

Dans l'étude de ces cas, à côté des idiosyncrasies, ou plutôt de l'inaction du poison sur certains individus, il faut admettre certaines causes passagères et actives qui s'opposent chez un ou plusieurs individus à l'action du poison ; on peut ainsi faire rentrer en ligne de compte la plus ou moins grande vacuité de l'estomac, l'état du tube digestif au moment du repas, la composition microbienne du tube intestinal s'opposant au développement de tel microbe ou à la sécrétion de tel autre; la qualité et la quantité de liquide ingéré, qui évidemment doit avoir une grande influence sur la fabrication et sur l'élimination des principes toxiques; l'état du rein et sa perméabilité, etc.

Ce sont là des particularités très variées, mal connues encore, difficiles à démontrer expérimentalement d'une façon précise, mais qui doivent à coup sûr avoir une grande influence sur la production, l'élimination et l'action des principes toxiques.

Sur ce terrain il est difficile de se prononcer et de donner une explication; on ne peut que constater une seule chose, c'est que le même aliment toxique peut ne pas l'être pour tous dans certaines conditions indéterminées.

CHAPITRE IX

QUELS SONT LES AGENTS DES INTOXICATIONS[1] ?

Les produits d'élimination des cellules. — La putréfaction. — Le poison putride; son analogie avec les alcaloïdes végétaux. — Ptomaïnes et leucomaïnes. — La peptotoxine — Les poisons primitifs et les poisons modifiés. — Les nucléo-albumines.

Comment les aliments qui donnent naissance à des accidents d'empoisonnement agissent-ils sur l'économie? Nous commençons, bien entendu, par éliminer les matières alimentaires contaminées par des *parasites* (tænia, trychine, etc.) par les *microbes* de la tuberculose et du charbon etc.; dans ces cas il est aisé de comprendre et de suivre la marche des accidents qui sont survenus.

1. On trouvera dans la *Revue des sciences médicales* d'Hayem, 1888, une revue générale de Roussy sur les ptomaïnes et les leucomaïnes, qui renferme tous les renseignements bibliographiques les plus complets sur la question.

Mais les aliments avariés, les viandes fraîches ou conservées qui deviennent toxiques, pourquoi le deviennent-elles?

M. *Duclaux*[1] a traité cette importante question et a montré pourquoi la cellule, le microbe pouvaient devenir toxiques. C'est un fait bien connu, dit-il, que toute cellule élimine constamment et doit éliminer ses éléments inertes ou usés. Chez les animaux supérieurs, c'est le sang qui emporte ces produits, la sueur, la respiration pulmonaire ou cutanée et le rein qui en débarrassent l'organisme. L'urine est un mélange complexe, encore très mal connu, dans lequel on trouve surtout de l'urée, matière azotée, impropre à la nutrition des tissus, et d'autres substances comme la leucine, la tyrosine, qui, malgré une constitution plus complexe que celle de l'urée, n'en sont pas moins comme elle des produits d'excrétion cellulaire, des résidus vitaux.

Il y a aussi, comme l'ont montré les récents travaux de M. Bouchard[2], des substances toxiques pouvant déterminer à faibles doses l'empoisonnement de l'animal qui les a sécré-

1. Cours de chimie biologique de la Sorbonne, 1888.

2. Voir *Thérapeutique des maladies infectieuses*, par BOUCHARD, 1889.

tées, lorsque, après les avoir ou non séparées de son urine, on les remet en contact avec ses tissus.

Tous ces produits d'excrétion agissent évidemment de la même façon, sinon par le même mécanisme, lorsqu'on les ramène de force et à doses plus ou moins massives dans les tissus de l'animal qui les a éliminés; mais ceux qui ont le plus frappé l'attention ont été tout naturellement ceux qui avaient l'action la plus énergique sous le poids le plus faible, ceux qu'on a pu, en raison de ce fait, appeler des poisons, et qui ont attiré tout récemment l'attention sous le nom de *ptomaïnes* ou de *leucomaïnes*.

La sécrétion des poisons n'est pas un fait anormal dans l'existence des cellules vivantes. Presque tous ceux que nous connaissons, y compris l'*acide cyanhydrique*, sont des produits de la vie végétale ou animale.

A envisager la question comme nous venons de le faire, on a autant le droit de se demander s'ils sont éliminés parce que ce sont des poisons, ou s'ils sont des poisons parce qu'ils sont éliminés.

Il n'y a donc rien d'étonnant à les voir apparaître en petites quantités, comme résultats de la vie des tissus normaux, et, comme nous savons que la vie des cellules des microbes ressemble en beaucoup de points à celle des cellules de l'organisme, à les retrouver dans les produits microbiens.

Ce sont, en somme, des produits de la vie cellulaire constamment éliminés par la cellule qui les forme, moins dangereux peut-être pour elle que pour d'autres, mais dangereux cependant, et pouvant toujours constituer un terrain d'action lorsque des cellules vivantes entrent en concurrence ou en lutte les unes avec les autres.

Nous avons cité en entier cette partie de la leçon de M. Duclaux, parce qu'elle résume, à l'heure actuelle, d'une façon complète, l'idée que l'on doit se faire des intoxications alimentaires. L'animal est intoxiqué par certains aliments *animaux* (viandes fraîches, viandes avariées, conservées, poisson, etc.), ou *végétaux* (champignons, etc.), parce que ces aliments, quels qu'ils soient, sont composés de *cellules* qui toutes ont leur vie propre, naissent, vivent, travaillent et meurent, et que ces différentes fonctions cellulaires ne peuvent s'effectuer sans donner naissance à des produits de désassimilation, de déchet, qui sont plus ou moins toxiques. Si, de plus, des microbes viennent se développer dans ces aliments, ces microbes, qui eux aussi sont *cellulaires*, vivront, travailleront et mourront en donnant naissance à des produits de désassimilation.

Il pourra donc se produire *une double cause d'intoxication*, due aux sécrétions de la cellule normale dans certaines conditions encore mal connues, et à celles des cellules parasitaires, c'est-à-dire des microbes.

Ce qui se passe pour la cellule est, pour bien des cas, aussi difficile à expliquer que ce qu'on observe pour l'agglomération de cellules, pour un organisme animal qui dans sa vie habituelle présentera une toxicité variable, nulle quelquefois, très intense parfois, de ses produits de désassimilation, de ses urines par exemple.

Depuis fort longtemps cette question d'intoxications alimentaires a été étudiée et discutée : alors même qu'il n'était pas question de microbes, on avait fait des expériences précises sur ce sujet, principalement à propos de la *putréfaction*.

Vers la fin du siècle dernier[1] *Seybert* prit du pus, du sérum sanguin de viande qu'il laissa

1. Nous insisterons sur cet historique parce qu'il permet de comprendre les différentes phases de cette importante question.

pourrir ; ayant injecté ces matières dans la circulation du chien, il constata que les effets toxiques étaient proportionnels aux quantités des liquides injectés, et que l'ingestion de ces mêmes substances dans l'estomac ne donnait pas lieu à des phénomènes d'intoxication.

Plus tard *Gaspard* (de Saint-Étienne) fit également des recherches sur le poison putride. Il vit que la viande, le sang, le pus décomposés tuaient rapidement les animaux, alors que les différents liquides organiques frais (salive, urine, etc.) étaient dépourvus de toxicité. Pour cet expérimentateur la putréfaction donnait naissance à un poison spécial, le *poison putride*.

Magendie, *Leuret*, *Dupuis*, *Darcet*, *Sedillot* confirmèrent les principaux points des recherches de *Gaspard*.

Mais jusqu'alors la nature chimique du *poison putride* n'était pas connue.

D'après *Virchow*, *le poison putride* n'agissait pas, comme les autres poisons chimiques, proportionnellement à la quantité; le degré d'intoxication dépendrait de la qualité du poison, c'est-à-dire du degré de décomposition des substances employées.

Stich recommença des expériences analogues. Il étudia la toxicité des *matières fécales;* il remarqua que l'extrait aqueux des excréments de chien, injectés dans les veines de cet animal, était d'une grande toxicité, alors qu'il était inoffensif si on avait soin de l'introduire dans l'estomac ou le rectum de ces mêmes animaux.

Stich conclut que les animaux renferment dans leur tube digestif des poisons, mais qu'ils n'en sont ordinairement pas empoisonnés.

Ce furent surtout les travaux de *Panum* qui eurent une grande importance. *Panum* se demanda si les accidents d'intoxication dans l'injection putride étaient dus à une substance chimique ou bien à l'action des bactéries si nombreuses dans les matières en putréfaction.

Il refit les expériences de *Gaspard* et obtint les mêmes résultats; il parvint à démontrer que l'intoxication était produite par un *poison chimique* indépendant des bactéries; ayant filtré plusieurs fois à travers le papier les liquides putrides, il remarqua que ceux-ci n'avaient pas perdu leurs propriétés toxiques : l'ébullition prolongée pendant onze heures, qui devait sûrement tuer tous les germes vivants, ne détruisait pas le *poison putride*. Ainsi donc, d'après *Panum, le poison putride était de nature inorganisée*.

Ce *poison* trouvé dans les matières putrides[1] était insoluble dans l'alcool et se rapprochait de certaines substances albuminoïdes.

Mais on négligea ces remarques de *Panum* pour n'étudier principalement que les *substances toxiques* solubles dans l'alcool et analogue aux *alcaloïdes végétaux*.

C'est ainsi que *Selmi*, *Gautier* et *Brieger* ne firent leurs recherches que sur une partie du poison putride, sur les *ptomaïnes*[2].

En 1869 *Armand Gautier* remarqua que les *albumines de l'œuf* de poule abandonnées à elles-mêmes devenaient ammoniacales par suite du développement de la putréfaction.

En 1870, il fit la même remarque à propos d'urine qui, soumise à la distillation, donna un liquide condensé, alcalin et renfermant de la *triméthylamine*.

Rapprochant ces deux faits il pensa que l'alcalinité de l'albumine putréfiée pouvait être due à des ammoniaques composées; il annonça en 1872 que la fibrine purifiée, abandonnée à une température de 25 à 30 degrés sous une couche d'eau, donnait, en se liquéfiant peu à peu

1. Gamaleia, *les Poisons bactériens*.

2. Les *ptomaïnes* sont des bases organiques retirées des matières albuminoïdes soumises à la putréfaction.

sous l'influence de la putréfaction, des *alcaloïdes* facilement altérables, fixes ou volatiles.

Presque en même temps des recherches analogues étaient faites en Italie : *Selmi*, en 1870, ayant traité par la *méthode de Stas* pour la recherche des alcaloïdes végétaux les viscères d'un individu soupçonné d'avoir été empoisonné, obtint un *alcaloïde* particulier qu'il ne put identifier avec aucune des bases végétales connues.

Ayant fait, l'année suivante, des observations analogues, il se demanda si ces produits ne pouvaient pas prendre naissance au cours des processus de putréfaction.

A la suite de nombreuses expériences, *Selmi* communiqua à l'Académie des sciences de Bologne, en 1872, un travail dans lequel il démontra que l'estomac des cadavres de personnes mortes naturellement contenait des *substances composées* se comportant comme certains alcaloïdes végétaux, sans pourtant être toxiques ; ces produits ne sont ni de la *créatine*, ni de la *créatinine*, ni de la *tyrosine*.

En 1886, *A. Gautier* décrivit sous le nom de *leucomaïnes* (λεύκωμα, blanc d'œuf) un certain nombre de *composés alcaloïdiques* retirés des tissus normaux. Les *leucomaïnes* présentent en général une composition beaucoup plus complexe que celle des *ptomaïnes*. Les *leucomaïnes* sont pour la plupart peu toxiques.

Ainsi donc, pendant la vie des cellules et le cours des phénomènes de la putréfaction, il se forme des *alcaloïdes particuliers*, ayant les uns avec les autres de grandes analogies. Il existe aujourd'hui plus de vingt de ces alcaloïdes non oxygénés, et autant d'oxygénés, des leucomaïnes du groupe urique et des leucomaïnes créatiniques.

Ces découvertes sur la cellule vivante et sur la cellule morte putréfiée, donnant naissance à des alcaloïdes plus ou moins toxiques, ont permis de supposer que les accidents produits par des viandes fraîches ou conservées pouvaient également reconnaître pour causes la production de *leucomaïnes* et de *ptomaïnes*.

Ces idées séduisantes parurent d'autant plus justes que l'expérimentation venait en démontrer la portée. En effet l'expérience sur les animaux confirmait cette manière de comprendre ces *intoxications alimentaires* jusqu'alors mal expliquées [1].

Kosturin et *Krainstry* [2] ont entrepris des re-

1. Voir *Dict. de chimie de Wurtz*, 2e supplément, article *Putréfaction*, les différentes phases chimiques par lesquelles passe une viande en putréfaction.

2. Berlin, *Klin. Woch.*, 1891, *Revue d'Hayem*.

cherches sur les effets comparés des produits de la putréfaction et des toxines de bacilles tuberculeux. Ce sont les infusions putréfiées de viande fraîche qui possèdent les propriétés pyrétogènes et toxiques les plus énergiques ; leurs injections provoquent une élévation de la température dépassant 42°. Viennent ensuite le bouillon de viande, et enfin les solution salines. Les extraits aqueux putréfiés sont les plus actifs, ceux d'alcool les moins actifs. Les produits de putréfaction, dont les effets sont les plus énergiques, sont ceux qui se forment entre le troisième et le trentième jour. Au delà de ce terme, commence une altération graduelle ; mais même les produits formés après un an de durée de la putréfaction conservent encore leurs propriétés.

Les injections sous-cutanées déterminent une élévation de température au bout de la première heure, avec retour de la température à la normale entre la vingtième et la soixante-douzième heure. Les produits de putréfaction formés du cinquième au trentième jour provoquent rapidement une élévation qui revient à la normale au bout de 24 heures. Les produits d'une putréfaction plus avancée déterminent plus lentement l'élévation de la température qui ne retombe à la normale qu'à la fin du deuxième ou au commencement du troisième jour. La perte de poids de l'animal est proportionnelle tant à l'élévation de la température qu'à sa durée.

L'injection directe des extraits putrides dans le sang ne provoque que des modifications insignifiantes et passagères de la pression sanguine (abaissement), du pouls (accélération) et de la respiration (accélération).

Il est donc démontré que les matières putrides donnent naisance à des corps chimiques déterminés, aux *ptomaïnes*.

Mais toutes ces recherches sur les *ptomaïnes* n'ont pu donner aucune idée sur la nature chimique des *poisons microbiens;* car les méthodes employées, trop énergiques, peuvent former des produits artificiels, même avec les albumines normales, et imprimer des décompositions variées aux poisons microbiens.

De plus, ces recherches ont été faites trop exclusivement au point de vue de la *chimie pure*. Or il est de toute nécessité, dans ces études, de pratiquer constamment des inoculations aux animaux ; c'est la seule manière d'être renseigné sur les effets toxiques propres à ces poisons.

Panum avait insisté, mais on n'y avait pas

attaché d'importance, sur ce que ces *poisons* étaient *insolubles* dans l'alcool : c'était une particularité importante, qui, de nos jours, a été heureusement reprise.

Brieger, dans ses *études sur la putréfaction*, découvrit des *ptomaïnes* nouvelles ; mais il ne put rencontrer celles de *Selmi* ni celles de *Gautier* : c'est que les *ptomaïnes* de *Brieger* n'appartenaient pas à la *série pyridique* et étaient des *diamines*.

Il découvrit un corps qu'il appela *peptotoxine*.

Reprenant les expériences de *Brieger*, *Salkowski*[1] n'arriva pas aux mêmes conclusions; il ne retrouva pas la *peptotoxine* de *Brieger* : aussi, pour cet auteur, la *peptotoxine* n'existe pas.

Mais cette interprétation de *Salkowski* n'était pas juste ; car les recherches de *Bouveret* et Devic[2] sont venues démontrer que la *peptotoxine* existait, qu'elle était un produit artificiel se formant aux dépens des matières albuminoïdes par l'action combinée de l'acide chlorhydrique et de l'alcool.

Gamaleia[3] a étudié récemment ces différents

1. *Archiv. f. path. Anat.*, XXIV, 3. « La peptotoxine de Brieger, » par SALKOWSKI.

2. *Revue de médecine*, 1892.

3. *Archives de médecine expériment.*, 1892.

corps et a cherché à établir une distinction entre deux classes de poisons microbiens, les poisons *primitifs* ou *naturels* et les poisons *modifiés*.

Dans le *choléra*, par exemple, *Gamaleia* a décrit *deux poisons* tout à fait différents par leurs effets physiologiques : l'un produit la diarrhée ; l'autre a une action phlogistique ; le premier est détruit par le chauffage au delà de 60°, le second supporte la température de 120° ; il semble que le second provienne de la décomposition du premier.

Dans la *diphtérie* il y a encore lieu à distinguer le poison secondaire, qui provient de la décomposition du poison primitif par la chaleur, les acides, et les ferments solubles.

Les *poisons naturels* correspondraient aux *toxalbumines de Brieger*, *aux toxines de Klemperer;* ces substances reproduisent plus ou moins exactement les symptômes de la maladie infectieuse. Ils sont très instables et se décomposent par le chauffage au delà de 60°. Les animaux réfractaires à la maladie produite par leur microbe le sont aussi au *poison naturel* de ce microbe.

Les *poisons modifiés*, ou *protéines*, ne reproduiraient pas, d'après *Gamaleia*, les phénomènes typiques de la maladie microbienne. Ils donnent l'hypothermie ou la fièvre, suivant les doses; ils ont la propriété remarquable d'exciter les animaux tuberculeux à la réaction générale et locale. Ces *poisons* résistent à l'ébullition; ils sont précipités par l'alcool; ils ne jouent aucun rôle dans l'immunité, et prédisposent même l'économie à l'invasion des microbes. Les animaux vaccinés ne sont pas réfractaires à ces *poisons artificiels*.

La *méthode expérimentale* a, en outre, décélé, à côté de ces *poisons primitifs et secondaires*, l'existence d'un troisième ordre de substances qui ne leur sont pas identiques; ce sont les *vaccins chimiques*, c'est-à-dire les produits microbiens qui confèrent aux animaux l'immunité contre l'infection par le microbe vivant.

« Dans les produits microbiens[1], des *ptomaïnes* ou bases organiques existent à l'état préformé, ou se forment facilement par les procédés différents d'analyse. On y trouve, d'un autre côté, des *substances de nature albuminoïde*, ou *poisons primitifs*, facilement décomposables à la température au-dessus de 60°. On y trouve encore d'autres substances albuminoïdes plus stables,

1. Voir *Poisons bactériens*, p. 77 et autres, CAMALEIA.

les *poisons modifiés.* Enfin, on y décèle encore une classe de substances qui ne peut être définie que par son action physiologique, les *vaccins chimiques.* Ceux-ci sont associés à l'une des trois classes précédentes des produits microbiens. »

Bien que ces différents produits microbiens paraissent très complexes, il semble qu'on puisse, pour se rendre compte de leur nature chimique, les faire rentrer dans les *nucléoalbumines* ou *vitellines,* substances très instables, qui se décomposent même par le contact prolongé avec l'alcool et par le chauffage au-dessus de 60°, qui donnent naissance, en se décomposant, à d'autres substances albuminoïdes plus stables, aux ptomaïnes et aux leucomaïnes.

Ce rapide aperçu sur les *poisons bactériens* montre le rôle important qu'ils doivent remplir dans les *intoxications alimentaires.*

On comprend facilement, quand on connaît leur action souvent mortelle dans les expériences faites avec ces produits purs, combien les accidents peuvent être variés sur l'homme ou les animaux qui ont ingéré des matières alimentaires malsaines.

Quand à dire, à l'heure actuelle, par quel *poison exact* l'intoxication alimentaire a été produite, c'est un point difficile sinon impossible à résoudre. Déjà, en laboratoire, avec des produits simples, il est malaisé de se prononcer; à plus forte raison sera-t-il peu commode de donner une solution exacte, quand il s'agira d'aliments moins simples tels que poisson frais, viandes fraîches ou conservées, légumes, etc.

En résumé, sans entrer dans le domaine des hypothèses, il est aujourd'hui acquis que ces *intoxications alimentaires* doivent être mises sur le compte de produits divers, encore peu connus, instables, qui ont de grandes affinités avec les *nucléoalbumines*.

CHAPITRE X

SYMPTOMES

Pathologie expérimentale; son identité avec la pathologie humaine. — Forme légère. — Forme grave; leurs différents symptômes.

Si la nature chimique des produits qui donnent naissance à des intoxications alimentaires est encore mal connue, discutée, leur action physiologique est établie d'une façon stable ; et les symptômes observés dans ces cas d'empoisonnement forment un ensemble incontesté. C'est la partie de la question qui n'a donné lieu à aucune discussion, et les premiers observateurs n'ont pas été surpassés dans leur description. Fait important, l'observation expérimentale et l'observation clinique arrivent aux mêmes résultats

Les premiers auteurs qui se sont occupés de

la question (*Seybert*, *Gaspard*, etc.) ont décrit à peu près le même ensemble de symptômes à la suite d'ingestions intraveineuses soit de matières fécales, soit de pus, de sang, de viande putréfiée, etc.

Les animaux en expérience mouraient en quelques heures avec des vomissements, des convulsions, de la faiblesse progressive, ou bien en quelques jours avec des phénomènes dysentériques. D'autrefois, surtout si les doses injectées avaient été faibles, ces substances toxiques ne donnaient lieu qu'à une diarrhée qui cessait après quelques jours (*Seybert*).

Dans les expériences entreprises par *Gaspard*, l'infection putride était caractérisée par des tremblements et des convulsions, des vomissements et de la diarrhée souvent sanguinolente; les animaux mouraient en dyspnée, cyanosés et dans une prostration complète.

Les animaux inoculés par *Zulzer* et *Sonnenschein* [1] mouraient avec de la diarrhée, de l'exaltation des mouvements du cœur et de la dilatation de la pupille : le poison contenu dans les viandes putréfiées agissait à la manière de l'atropine.

1. Berlin, *Klin. Woch.*, 1869.

Dans ses recherches sur les *ptomaïnes*, *A. Gautier*[1] cite les différents symptômes qu'il a observés chez les animaux :

Dilatation de la pupille au début, puis rétrécissement.

Convulsions tétaniques, bientôt suivies de flaccidité musculaire.

Ralentissement, rarement augmentation des battements du cœur.

Perte absolue de la sensibilité cutanée.

Perte de la contractilité musculaire.

Paralysie des vaso-moteurs.

Ralentissement de la respiration.

Somnolence à laquelle succède la mort avec le cœur en systole.

« L'absorption[2] d'une dose suffisante de toxique se traduit rapidement par de la faiblesse, de la lassitude, de la torpeur; l'animal chancelle, marche péniblement; les mouvements des membres sont incoordonnés; la tête s'affaisse par intervalles, comme alourdie par le sommeil ou par l'ébriété; avec les progrès de l'intoxication, ces symptômes s'accusent encore; la petite bête tombe bientôt dans le coma le plus pro-

1. *Dict. de Wurtz*, supplément page 1312, art. *Ptomaïnes*.

2. Dr Cassedebat, « Bactéries et ptomaïnes des viandes de conserve », *Revue d'hygiène*, 1890

fond; la prostration et l'anéantissement sont extrêmes pendant un temps plus ou moins long; la sensibilité est très émoussée ou conservée seulement sur les conjonctives; cet état se maintient pendant plusieurs heures. Il est suivi de mort ou du retour à la santé, selon la dose du poison administrée...

« Les lésions anatomiques trouvées dans les autopsies sont en parfaite concordance avec les symptômes observés pendant la vie; la congestion plus ou moins marquée des centres nerveux ou de leurs enveloppes suffit largement pour expliquer les désordres nerveux et musculaires constatés dans presque toutes les expériences... »

L'auteur insiste encore sur la dilatation pupillaire, la salivation abondante, les troubles urinaires.

Dans les expériences entreprises sur les animaux, l'intoxication a eu lieu par voie veineuse; on a injecté des doses plus ou moins fortes dans une veine, et on a surveillé l'éclosion des accidents.

Cette manière d'opérer est nécessaire; car, par la voie digestive, les expériences ne donnent en général pas naissance à des intoxications.

Cette différence dans le procédé d'intoxication (l'injection veineuse chez l'animal, l'absorption par les voies digestives chez l'homme) est la cause d'une certaine différence dans l'apparition des symptômes chez l'animal et chez l'homme; l'intoxication est beaucoup plus rapide lorsqu'elle est consécutive à une injection de substances toxiques dans le torrent circulatoire.

Aussi voit-on très rapidement, en une ou deux heures, éclater les signes d'intoxication chez l'animal qui présente ainsi en peu de temps un état grave.

L'intoxication par les voies digestives, comme ce qu'on observe chez l'homme, permet à celles-ci de réagir un certain temps contre la production de substances toxiques, de les détruire même en partie; et ce n'est que lorsque l'organisme est saturé que la lutte cesse, et que les accidents éclatent. Chez l'homme donc, ce sera tardivement, après plusieurs heures, plusieurs jours même d'incubation, que les différents signes apparaîtront avec une intensité variable, selon la dose du toxique et selon le degré de résistance que l'organisme aura pu opposer au poison.

Symptômes chez l'homme. — L'intoxication chez l'homme pourra ne consister qu'en symptômes légers qui se traduiront par les signes habituels d'une simple *indigestion :* le malade se plaindra de pesanteur au creux de l'estomac, d'envie de vomir, de mal de tête, de fièvre légère ; puis apparaîtra une diarrhée, et après une ou deux selles *diarrhéiformes*, les différents symptômes disparaîtront, et en quelques heures il ne restera rien de cette indisposition.

Cette *indigestion* aura cependant présenté quelques signes particuliers qui permettront de penser non pas seulement à une digestion mal faite, mais à l'absorption d'un *principe toxique :* d'abord les phénomènes généraux tels que l'abattement, la fièvre parfois très élevée (40,41 degrés) pendant une heure ou deux, seront plus marqués que dans l'indigestion simple due à l'ingestion immodérée d'aliments, ou à l'ingestion d'aliments sains mal préparés ou de fruits non mûrs, etc.

De plus les matières fécales répandront une *odeur* en général très *fétide*, qui rappelle celle des matières en décomposition : c'est l'odeur des selles de l'individu intoxiqué, par les voies respiratoires, par un cadavre en décomposition. Nous n'avons pas besoin de rappeler l'odeur atroce, cadavérique, que répandent les selles diarrhéiques de l'étudiant en médecine qui est pris de ces accidents à la suite d'une autopsie ou d'une dissection d'un sujet déjà en décomposition. Cette *diarrhée d'amphithéâtre* est surtout caractérisée par l'odeur des selles.

Dans les cas de *diarrhée d'amphithéâtre* consécutive à la dissection de pièces anatomiques ou de cadavres en mauvais état de conservation, l'intoxication présente ceci de particulier qu'elle se fait par les voies respiratoires et non par les voies digestives.

On est donc obligé d'admettre, à côté des *ptomaïnes* et des *toxines* ordinaires, l'existence de *produits analogues* quant aux effets qu'ils produisent sur l'homme, mais se distinguant des ptomaïnes et toxines en ce qu'ils sont *volatils*, et d'autant plus dangereux que le fait même de respirer au voisinage de ces pièces anatomiques produit quelquefois des intoxications.

Ce que nous signalons pour les diarrhées d'amphithéâtre s'observe également dans les halles; et c'est un point sur lequel Villain et Bascou insistent avec raison. Il est dangereux, disent ces auteurs, de respirer en grande quantité les principes volatils des substances animales en putréfaction. Une haute température accentue leur toxicité.

Les inspecteurs de service aux halles, en juillet 1884, éprouvèrent tous des symptômes cholériformes. La saisie des viandes corrompues s'était élevée, en deux jours, à 25000 kilos.

Aussi est-il recommandé, pendant les chaleurs de l'été, de manger avant de s'exposer aux émanations des viandes putréfiées. L'ingestion des aliments et des boissons, en amenant un certain degré de tension dans le système circulatoire, s'oppose à l'absorption des gaz putrides par les voies respiratoires.

La *forme grave* se traduit par des signes très variés, mais qui se retrouvent dans les intoxications expérimentales. Avant de les passer en revue nous allons résumer quelques observations cliniques qui montreront d'une façon précise la marche des accidents.

Dans l'*intoxication de Lorient*, survenue en 1874 à la prison maritime[1], un grand nombre de détenus furent frappés et plusieurs moururent à la suite d'ingestion de viandes de conserve. (La boîte avait été ouverte le 1er juillet et la viande n'avait été distribuée que le 6 juillet.)

1. Dr Mesnil, Thèse de doctorat, Paris. Voir également les observations de la thèse du Dr Guegan, *Sur plusieurs cas d'empoisonnement*, etc.

Observation I. — Le nommé Pierre D... entre à l'hôpital le 9 juillet et y meurt le 11.

Le 6 juillet, au repas de midi, cet homme, d'un appétit très développé, a mangé une grande quantité de viande de conserve. Il évalue à 300 grammes la quantité qu'il a ingérée. Il a mangé plusieurs morceaux de graisse, et, au dire de ses camarades, il a recueilli avec soin et bu toute la partie liquide qui baignait la viande. Il raconte que cet aliment avait le goût et l'odeur de la morue salée et un peu altérée.

L'après-midi se passe assez bien; il éprouve seulement une soif assez vive. Le soir, il n'avait pas d'appétit et refusa de souper. Dans la nuit, il fut pris de coliques violentes à l'épigastre et surtout à l'ombilic. Il eut des vomissements fréquents et abondants de matières fétides, des selles diarrhéiques très nombreuses. Sensation de sécheresse et d'ardeur très pénible dans l'arrière-gorge : soif ardente; un peu de gêne dans la déglutition; le ventre était tendu et dur.

Le *deuxième jour*, le malade se trouve mieux, et attribue ces accidents à une indigestion. Il ne réclame pas les soins du médecin de service. Les coliques sont beaucoup moins vives, les vomissements et la diarrhée ont cessé. Il se plaint seulement d'une faiblesse assez grande. Il a la tête lourde et quelques vertiges. Il accuse des troubles de la vision; les objets sont vus confusément et comme à travers un nuage. La soif est toujours très vive; sensation de sécheresse et d'ardeur dans le pharynx. La déglutition devient plus difficile; les liquides passent encore, mais les matières solides sont arrêtées brusquement et rejetées par la bouche et les narines. Il n'y a plus d'appétit. Un peu de lenteur dans l'émission des urines qui sont abondantes.

Le *troisième jour*, les symptômes vont s'aggravant. La gêne de la déglutition se prononce davantage. Il n'y a ni selle, ni vomissement; le ventre est peu sensible. Soif ardente et sécheresse extrême de l'arrière-gorge. Les troubles de la vision sont plus marqués : tous les objets sont vus confusément; il y a de la diplopie. Le malade a des vertiges, il est moins solide sur ses jambes : il se présente à la visite, et on lui administre le matin un purgatif salin qui ne produit aucun résultat. Le soir il prend un lavement purgatif qui reste sans effet.

Le lendemain matin (*quatrième jour*) il vomit quelques gorgées de bile verte; il est transporté à l'hôpital.

Les accidents se sont singulièrement aggravés depuis la veille : le malade ne peut gagner son lit, il titube comme un homme ivre. Son intelligence est intacte, et il rend très bien compte des accidents qu'il a éprouvés ; il n'y a pas d'hallucination ; la sensibilité est obtuse. La tête est lourde, mais il n'y a pas de céphalalgie. Le pouls est à 100, mou et dépressible ; l'impulsion du cœur est peu énergique. La peau est souple et couverte d'une légère moiteur : on n'y remarque aucune trace d'éruption. La température axillaire est à 37°.

Le malade, assis dans son lit, le dos soutenu par des oreillers, est un peu agité et change fréquemment de position : il a des vertiges et des étourdissements ; la face est injectée, un peu bouffie.

Ce qui frappe tout d'abord, c'est un prolapsus considérable des paupières supérieures qui cachent presque complètement la pupille. Les muscles élévateurs sont paralysés, et, pour regarder, le malade est obligé de renverser la tête en arrière ou de relever les paupières avec ses doigts.

Les pupilles sont très dilatées et insensibles à l'action de la lumière ; légère photophobie. Les troubles de la vision sont très prononcés : de près et jusqu'à la distance de 10 à 15 centimètres le malade voit très confusément ; à mesure qu'on éloigne les objets, la vue devient plus nette : de 30 à 60 centimètres la vue est plus distincte ; au delà de 60 centimètres apparaît la diplopie, et la vue redevient très confuse ; au loin, le malade ne distingue plus rien.

Les muscles rotateurs des globes oculaires sont en grande partie paralysés ; les mouvements de rotation sont très lents et peu étendus. Quand le malade fixe un objet rapproché, il se produit du strabisme par défaut d'harmonie dans l'action des muscles droits internes ; quand il regarde un objet placé latéralement, il se produit du strabisme interne de l'œil le plus éloigné.

Le clignement n'a pas lieu, cependant l'orbiculaire n'est pas paralysé. La conjonctive oculaire est le siège d'une vascularisation remarquable, bornée à sa moitié inférieure, et qui se présente sous forme d'un ruban étendu du cul-de-sac inférieur à la partie correspondante de la circonférence de la cornée. La conjonctive sécrète un mucus épais qui se concrète et forme une lame transparente au devant de la cornée.

La voix est rauque, nasillarde. Le malade

tousse fréquemment, comme pour débarrasser le larynx d'un corps adhérent.

En dehors des accès de suffocation provoqués par la déglutition, la respiration n'est pas gênée; seulement les mouvements d'ampliation du thorax sont peu étendus et peu énergiques.

La soif est très vive; le malade se plaint d'une sécheresse extrême de la bouche et du pharynx, avec sensation de cuisson intense.

La déglutition est à peu près impossible, et provoque des accidents vraiment effrayants : dès que le liquide arrive dans le pharynx, un spasme violent l'arrête brusquement et le rejette en partie par la bouche et les fosses nasales.

La respiration devient sifflante, comme dans l'œdème de la glotte. La toux est rauque et convulsive, et le malade en proie à une anxiété extrême. Il n'existe cependant pas d'horreur des liquides, comme dans l'hydrophobie. Il semble au malade que l'œsophage est fortement serré par un lien qui siègerait à l'ouverture supérieure de ce conduit. Il accuse une vive douleur de chaque côté de la région hyoïdienne.

La langue est sèche au milieu, rugueuse, couverte d'un enduit grisâtre sur les bords. Pas de rougeur de la muqueuse buccale. La sécrétion salivaire paraît abolie. La muqueuse qui tapisse le voile du palais, la luette et les amygdales, est rouge et présente des arborisations violacées.

La muqueuse du pharynx est inégale, sèche, luisante et injectée; elle paraît tapissée par une substance d'un gris jaunâtre très adhérente.

Le ventre est dur, légèrement météorisé. La douleur est modérée à l'épigastre et à l'ombilic. La pression l'exagère. Pas de selle depuis deux jours malgré un purgatif salin et un lavement purgatif pris la veille. On administre successivement trois lavements purgatifs : les deux premiers pénètrent difficilement et sont rejetés immédiatement, comme s'il existait une sorte de spasme du rectum.

Le malade se plaint d'avoir envie d'uriner sans pouvoir y parvenir. On pratique le cathétérisme : la sonde éprouve une résistance très appréciable, au niveau du sphincter vésical; on retire en deux fois, dans la journée, 140 grammes d'une urine limpide, de couleur normale, sans odeur particulière; elle ne contient ni sucre ni albumine.

Traitement. — Lavement purgatif, lavement camphré, glace dans la bouche, gargarisme miellé.

10 juillet. — Pouls à 96, mou et dépressible; l'impulsion du cœur est faible; température 37°.

Un peu d'agitation dans la nuit; le malade n'a pas dormi. La déglutition est toujours aussi difficile et provoque les mêmes accidents. La langue est sèche sur les bords; la muqueuse du palais et du pharynx est sèche, comme vernissée, d'un rouge violacé; on y distingue des vascularisations; le malade se plaint d'une ardeur et d'une sécheresse extrême de la bouche et de l'arrière-gorge; soif très vive. Douleur au niveau de l'os hyoïde, de chaque côté du cou. Pas d'engorgement des ganglions sous-maxillaires. La voix est rauque, nasillarde : toux rauque, croupale. La respiration est libre, cependant les mouvements d'ampliation du thorax sont peu développés. Le ventre est peu douloureux, toujours un peu dur; léger météorisme : deux selles liquides, brunâtres, fétides et peu abondantes dans la nuit. Le malade ressent faiblement les piqûres d'épingle. Il est plus affaissé et plus abattu. L'intelligence est très nette, pas d'hallucination.

Le prolapsus de la paupière supérieure est complet; pas de clignement; le malade peut à peine imprimer de légers mouvements aux globes oculaires; pupilles immobiles, dilatées, la droite un peu plus que la gauche. La vue est très confuse et de moins en moins distincte.

Rétention d'urine; le cathétérisme se fait sans difficulté et donne issue à 500 grammes d'une urine limpide. (Traitement : glace dans la bouche, vésicatoire à la région hyoïdienne à panser avec 2 centigrammes de morphine, lavement camphré.)

Le *soir*, le pouls est à 100; il est faible et mou; température, 38°2. Deux selles liquides brunâtres, fétides, avec des grumeaux noirâtres. Le ventre est plus souple, peu douloureux. Langue sèche, tomenteuse; la muqueuse du pharynx présente le même aspect; toux rauque, gutturale.

La voix perd de sa force; la respiration s'embarrasse, le malade se plaint d'un poids qui l'oppresse. Les mouvements respiratoires perdent de plus en plus de leur ampleur. La face est pâle, les lèvres violacées; le malade est abattu; les yeux perdent leur éclat; intelligence intacte; sensibilité obtuse.

A 10 heures du soir, on pratique des affusions froides générales. Le malade se sent mieux et respire plus facilement, mais le pouls baisse de plus en plus; les mouvements respiratoires vont toujours s'affaiblissant. L'intelligence est très lucide.

La déglutition est toujours impossible. On

pratique de nouveau des affusions froides qui restent sans effet.

Dans la nuit la faiblesse augmente, le pouls devient presque imperceptible; la voix est plus faible, presque éteinte. L'intelligence est très lucide. Le malade demande un morceau de glace qu'il porte à sa bouche, s'affaisse brusquement et meurt sans avoir fait un mouvement.

Obs. II. — En octobre 1884, on observa à Lorient une intoxication due à l'ingestion de morue, qui frappa 222 hommes[1].

Cette morue, au dire des hommes, à part un manque de cuisson et un goût salé intense, ne présentait rien de particulier; le repas eut lieu à midi; dès le soir un grand nombre d'hommes étaient pris de coliques, de vomissements et de diarrhée.

Tous ceux qui avaient mangé de la morue furent atteints, y compris un chien terre-neuve, qui en ayant mangé un peu plus, fut fortement indisposé la nuit suivante.

Ces cas d'empoisonnement ont présenté deux périodes : *l'une d'invasion*, caractérisée par des troubles digestifs et du refroidissement péri-

1. *Sur plusieurs cas d'empoisonnement survenus à la suite d'ingestion de conserves alimentaires altérées*, par le Dr Guegan. Paris, 1885.

phérique, l'autre *réactionnelle*, et qui plus ou moins vite s'est terminée par la convalescence et la guérison.

Pendant la première période, le premier symptôme a été une soif vive et parfois excessive. Cette soif, au premier abord, ne parut pas insolite au plus grand nombre, car les jours de morue les hommes avaient l'habitude de la ressentir après le repas. Mais plusieurs ont déclaré qu'ils avaient eu plus soif ce jour-là que les jours similaires précédents. La moyenne de l'eau qui a été ingérée par 142 malades, interrogés à ce point de vue, a varié de un quart de litre à 9 litres. Chose curieuse, ce sont les hommes qui ont le plus absorbé d'eau, qui ont été le moins touchés. Aussi est-on amené à penser que cette polydypsie a été favorable, en permettant une dilution plus considérable de l'élément morbide et en favorisant son expulsion.

C'est dans les 15 premières heures qui ont suivi le repas, que les premiers symptômes ont apparu dans le plus grand nombre des cas, et les plus gravement touchés ont toujours été ceux chez lesquels la période d'invasion a été plus courte. La soif ardente, accompagnée de sécheresse de la bouche et du pharynx, était suivie d'une douleur à la région épigastrique, puis de coliques.

En même temps apparaissaient des vomissements, des selles diarrhéiques, des bouffées de sueur froides, parfois des vertiges, et une réfrigération périphérique allant jusqu'à l'algidité, et enfin, chez les individus gravement touchés, des crampes douloureuses dans les membres.

Les coliques ont existé chez tous les malades qui se plaignaient d'éprouver, au-dessus de l'ombilic, la sensation d'une barre douloureuse et parfois brûlante. Ces coliques diminuaient à mesure que se produisaient les selles.

Les vomissements n'ont fait défaut que chez ceux qui sont restés malades plus de 15 heures après le repas incriminé. Ils étaient d'abord alimentaires, à odeur putride de morue, et ensuite aqueux.

Les selles étaient diarrhéiques, lientériques et bilieuses, à odeur putride. A la fin elles devenaient séreuses, et chez 10 malades, le mucus intestinal qui y était plus abondant est resté coloré en rose sanglant pendant 24 heures. Deux des individus les plus gravement atteints ont présenté, dans la première nuit, des selles sanglantes.

L'algidité, les crampes dans les membres, des vertiges, une prostration considérable, tels étaient les symptômes observés.

La deuxième période, *réactionnelle*, dans les cas les plus favorables, est survenue au bout de 2 heures, et se manifestait par une amélioration considérable, et une diminution plus ou moins complète des symptômes précédents. Mais dans les cas plus sérieux, cette période était retardée, et n'a même paru dans les cas graves qu'au bout de 10 à 12 heures. Le facies était rouge et la température montait à 38° et 38°5. Chez 5 hommes, des plus fortement atteints, on a noté un ictère léger qui a duré de 1 à 4 jours.

Il n'y pas eu un seul décès[1].

Dans une autre épidémie relatée par *Polin et Labit*[2], 227 hommes furent atteints. Après une marche de 24 kilomètres la brigade était rentrée au camp vers 10 heures. A ce moment eut lieu le repas consistant en bouillon préparé au moyen de viande mangée dans la matinée pendant la grande halte.

1. On s'assura plus tard que la morue donnée aux troupes était de la morue *rouge*.

2. *Arch. de méd. et de pharm. milit.*, XIV, 1889, « Épidémie du camp d'Avord ».

Rien d'arnormal ne se produisit pendant la journée du 27.

Le lendemain 28, à la visite du médecin, 21 hommes se présentèrent accusant un malaise et une diarrhée dont ils étaient atteints depuis la veillle.

La situation ne tarda pas à s'aggraver, et vers midi se présentèrent à l'infirmerie d'autres malades en assez grand nombre, atteints à des degrés divers d'embarras gastro-intestinaux aigus, caractérisés surtout par une pesanteur douloureuse à l'épigastre, nausée, vomissements, diarrhée avec sensibilité abdominale extrême, salivation, sueurs profuses et perte rapide des forces, avec sensation de défaillance, sidération en un mot.

A 6 heures et demie du soir, le nombre des malades s'élevait à 74; à 11 heures du soir à 125; à 147 le mercredi 29 à l'heure de la visite; à 162 le même jour à 4 heures de l'après-midi.

La température prise à ce moment sur 38 malades s'élevait au delà de 39°. Quelques cas atténués furent encore observés le lendemain jeudi. Le nombre total des atteints fut de 192 pour le 95° régiment d'infanterie.

Dans la matinée du 29, des manifestations analogues éclatèrent parmi les hommes du 85° régiment d'infanterie : elles attteignirent, pendant la même journée, 25 hommes, le jour suivant 5, et le lendemain 5 encore ; total 35.

Voici comment se répartissent ces 227 cas, suivant l'ordre d'apparition :

DATES.	NOMBRE DE CAS.	
	95	85
Lundi soir 27 mai	5	»
Mardi matin 28 mai	83	»
Mardi soir	37	5
Mercredi matin 29 mai	42	15
Mercredi soir	22	12
Jeudi matin 30 mai	3	1
Jeudi soir	»	2
TOTAL. . .	192	35
	227	

Sur ce nombre, 66 malades ont eu des vomissements qui se sont manifestés aux dates suivantes.

	95	85
Mardi matin 28 mai	14	»
Mardi soir	23	3
Mercredi matin 29 mai	9	2
Mercredi soir	6	9
TOTAL. . .	52	14

Les premiers atteints, ceux de la journée et de la soirée de mardi pour le 95ᵉ, de la soirée de mardi et de la journée de mercredi pour le

85e, ont offert les symptômes les plus accentués.

A partir de mercredi soir pour le 95e, de jeudi pour le 85e, les atteintes présentent moins de gravité, et ce n'est vraiment que dans la soirée de mardi qu'on a pu craindre de voir se produire quelques accidents mortels.

La maladie débutait par des coliques et des nausées, bientôt suivies d'évacuations alvines abondantes, fréquentes et liquides, avec frissons, angoisse, défaillance générale, affaiblissement des membres inférieurs si rapide et tel, qu'au bout de quelques instants les malades ne pouvaient marcher que soutenus par deux camarades ; puis les selles et les vomissements persistaient pendant que survenaient de l'oppression précordiale, une épigastralgie violente, une céphalalgie très pénible accusée par tous les malades sans exception, des sueurs profuses, une salivation abondante avec soif, langue rouge, pouls fort, paride, vibrant, quelquefois irrégulier et même intermittent, dilatation pupillaire extrême et frappante chez tous les malades, délire passager (2 fois), crampes (2 fois), selles involontaires (2 fois), sanglantes (2 fois), épitaxis (2 fois), vomissements parasitaires (2 fois).

Peu à peu les vomissements ont diminué, puis généralement cessé. Toutefois, quelques malades en éprouvaient encore 5, 6, 8 et 10 jours après; la diarrhée, tout en devenant moins fréquente, a persisté chez tous les sujets et existait encore au bout de 10 jours chez la plupart d'entre eux.

Parmi les symptômes qui ont disparu le plus lentement, il faut noter la faiblesse générale telle, que quelques malades évacués sur l'hôpital de Bourges avaient peine à se soulever sur le lit, et qu'au moment du départ, ils offraient le faciès grippé, les yeux excavés, la voix cassée qui appartiennent à une certaine période du choléra, et la dilatation énorme des pupilles encore appréciable chez presque tous les malades quinze jours après l'accident.

Chez le plus grand nombre, les manifestations aiguës du début ont fait place à un état saburral avec langue blanche, dégoût et intolérance des aliments; chez d'autres, nombreux aussi, on a vu se développer un état typhoïde à forme adynamique, soit d'emblée, soit dans les quelques jours qui suivirent.

Les résultats définitifs de ces accidents sont les suivants : six jours après le début, la moitié des malades a pu, avec quelques ménagements, reprendre le service; trois semaines après le début de l'intoxication, tous les malades, à l'exception d'un seul qui succombe le 10 juin à l'hôpital de Bourges, paraissent absolument rétablis.

MM. Polin et Labit donnent quelques-unes de leurs observations pour montrer d'une façon frappante par quelques cas la façon identique dont ont été atteints les malades :

G..., caporal, a commencé à être malade le 28 à trois heures et demie du soir, environ *trente* heures après le repas. A ce moment il a été pris d'un frisson bientôt accompagné de vomissements abondants, de coliques, de diarrhée fréquente et d'épigastralgie; une grande dépression des forces le contraignit à se coucher, et alors il éprouvait de l'oppression précordiale, une céphalalgie violente, une fièvre vive avec sueurs profuses et salivation exagérée, dilatation énorme des pupilles.

Le 29 au matin, le malade se traîne à la visite, soutenu par deux camarades : il se trouve pris sous nos yeux de vertiges, de défaillances, de vomissements; nous le faisons entrer à l'infirmerie. Il est très abattu, il se plaint de céphalalgie, d'épigastralgie, de coliques; la langue est rouge; le pouls fort, vibrant, est à 110. Temp. 38°,5. — Mydriase.

Le 30. Temp. 38°,3. Même état de faiblesse,

impossibilité de se tenir debout, coliques diarrhée, céphalalgie, épigastralgie, dilatation pupillaire, inappétence, langue saburrale. Temp. du soir 38°,7.

Le 31. Temp. 37°,3. Persistance des coliques, peu de diarrhée, langue blanche, mydriase, lassitude extrême; la céphalalgie a disparu. Temp. soir 38°,2.

Le 1er juin. Temp. 38°. Plus de coliques, peu de diarrhée; deux selles molles, langue blanche, lassitude, mydriase. Temp. du soir 37°.

3 juin. Lassitude et mydriase persistantes, aucun autre symptôme. Les selles n'ont pas encore repris leur état normal, les aliments commencent à être tolérés.

Le malade peut être considéré comme convalescent.

Dans une autre observation les phénomènes ont été plus intenses, et le malade est mort :

Début le 28 au matin par vomissements, diarrhée, sans beaucoup de fièvre, coliques, frissons, grande lassitude, mydriase.

29 mai. Mêmes symptômes; la fièvre apparaît. Temp. 38°,9. Sueurs profuses, ptyalisme, langue rouge, pouls bondissant à 115.

30 mai. Même état, crise d'épigastralgie, vomissements bilieux incoercibles, selles fré-

quentes, sensibilité abdominale extrême, gargouillements iliaques. Temp. 38°,2.

31 mai. Le malade a la voix éteinte, les yeux excavés, la face exprime la souffrance, faiblesse extrême; il est évacué sur l'hôpital militaire de Bourges.

1er juin. Prostration, pouls misérable, diarrhée séreuse, vomissements bilieux, mydriase.

2 juin. Même état. Temp. 37°.

3 juin. Même état, insomnie, sentiment d'angoisse et de souffrance. Temp. 37°.

4 et 5 juin. Même état, hoquet, constipation, rétention d'urine, refroidissement des extrémités. Temp. 37°.

6 et 7 juin. Apparition de purpura sur les membres supérieurs, pouls filiforme.

9 juin. Même état.

10 juin. Le malade succombe à 7 heures du matin dans l'adynamie.

Autopsie. — L'autopsie, pratiquée le lendemain, a permis de constater d'abord que le sujet était particulièrement vigoureux et bien constitué. Les lésions observées sont celles qu'aurait pu produire une fièvre typhoïde de faible intensité.

La plèvre, les poumons, le péricarde, le cœur, ne présentent rien de particulier, les organes sont sains en apparence; il en est de même de la rate, du foie et des reins.

La muqueuse de l'estomac est épaissie, elle est le siège d'ecchymoses disséminées et étendues.

La muqueuse de l'intestin grêle est injectée par places, quelques follicules clos sont saillants, un certain nombre de plaques de Peyer sont tuméfiées.

La partie moyenne du rectum présente des suffusions sanguines analogues à celles de l'estomac.

Nous citons encore deux observations ayant présenté des particularités telles que rapidité de l'apparition des accidents, bon aspect des matières alimentaires ayant occasionné l'empoisonnement; il est regrettable que ces deux observations soient incomplètes et les renseignements trop vagues pour pouvoir être utilisés :

Empoisonnement rapide par une conserve de langue de bœuf[1].

Au déjeuner d'une famille composée du père, de la mère et de deux enfants, on servit une conserve de langue de bœuf dont on venait d'ouvrir la boîte. Le père, remarquant une

1. *Brit. med. Journal*, 3 déc. 1892, analysé dans la *Revue d'hygiène* de M. Vallin, n° 1, 1893.

apparence et une odeur anormales, empêcha Mme X... et le plus jeune enfant, âgé de quatre ans, de manger les portions qu'on venait de leur servir et qu'ils n'avaient fait l'un et l'autre que goûter. M. X... partagea alors une omelette avec la fourchette qui venait de servir à découper la langue.

A midi (le déjeuner avait eu lieu sans doute à neuf heures), le plus jeune enfant fut pris, dans la rue, de vomissements et de diarrhée persistante, et fut porté à la maison dans un état de collapsus. Très peu de temps après, Mme X... fut prise de violentes coliques avec diarrhée, et tomba sans connaissance sur le sol, en laissant aller les matières sous elle. L'aîné des enfants, âgé de six ans, tomba malade dans l'après-midi, et M. X... fut pris à son tour, dans la soirée, de défaillances avec sueurs froides. Ces deux derniers n'avaient pas même goûté de la langue, et s'étaient bornés à manger de l'omelette divisée avec la fourchette contaminée.

Le médecin de la famille trouva Mme X... froide, sans pouls, vomissant de temps et temps, et se plaignant de vertiges; la diarrhée continua pendant plusieurs jours et laissa à sa suite de la sensibilité de la région iléo-cœcale, des selles sanguinolentes. La malade ne se rétablit qu'au bout de huit jours. L'enfant de quatre ans tomba dans une profonde stupeur, dont il ne sortit qu'au bout de quelques heures. Les deux enfants étaient d'ailleurs guéris au bout de deux jours.

Le docteur Edm. Gwynn qui examina la langue de conserve la trouva molle, humide, de consistance pultacée par places, foncée en couleur, avec absence de la gelée qu'on trouve généralement dans les boîtes.

Le microscope montra que certaines parties étaient décomposées, et que les fibres musculaires étaient fortement brisées.

La langue fut analysée par M. Stokes qui déclara que c'était un spécimen très virulent et très toxique de viande de conserve. La viande était saturée de sels de fer provenant de la boîte en fer blanc étamé, corrodée par la décomposition de la viande. On ne put reconnaître la présence d'aucune autre substance métallique. Comme preuve du haut degré de toxicité, l'assistant de M. Stokes mangea un petit morceau de langue pas plus gros qu'un schilling; au bout de cinq heures, il fut pris de violents vomissements, de diarrhée, de vertiges, et le vomissement reparut encore trente heures après...

Cette observation, comme le fait d'ailleurs

remarquer M. Vallin, est intéressante à cause de la rapidité de l'intensité des accidents et de la quantité extrêmement faible de la substance consommée : le père et le fils aîné avaient en quelque sorte ensemencé les autres aliments avec les quelques gouttes de liquide altéré adhérentes à la fourchette.

Il est regrettable qu'on n'ait pas recherché les micro-organismes et les alcaloïdes toxiques ; ajoutons que, d'après l'observation, la boîte n'était pas en putréfaction et ne dégageait pas une odeur fétide.

Empoisonnement par des sardines ; une ptomaïne toxique[1].

Un officier de 21 ans mangea à son déjeuner six sardines provenant d'une boîte de conserves qu'on venait d'ouvrir. Dans la journée, malaise, vomissements, abattement général. Les accidents augmentèrent à tel point que la mort eut lieu dans la nuit du même jour. A l'autopsie, emphysème de la face, du tissu cellulaire sous-cutané, de tout le système musculaire ; foie emphysémateux, crépitant, cavernuleux, friable ; aucune lésion viscérale ancienne pouvant expliquer la mort.

1. *British med. Journal*, 17 déc. 1892, analysé dans la *Revue d'hygiène* de M. Vallin, n° 1, 1893.

La boîte de sardines n'avait aucune mauvaise odeur; de petits fragments de sardines ingérés par des souris, des rats, amenèrent rapidement la mort comme après l'inoculation de liquides charbonneux.

Les sardines ne renfermaient aucune sorte de bactéries; une petite quantité du liquide stomacal recueilli sur le cadavre de l'officier fut injectée sous la peau de rats qui périrent rapidement.

De petits débris du foie, remplis de bactéries, furent mis à macérer dans de l'eau bouillie; le produit de macération, injecté sur des cobayes, les tua en quelques heures. La sérosité du tissu cellulaire et des organes emphysémateux, très riches en bactéries, fit périr les animaux comme l'aurait fait de la sérosité charbonneuse.

L'auteur croit que les sardines contenaient, même avant d'être transformées en conserves, une ptomaïne provenant de la décomposition de la matière organique. La mort de l'officier doit être imputée, selon lui, non pas à l'action directe de bactéries, mais à celle des ptomaïnes.

A l'occasion d'un empoisonnement mortel[1]

1. *Revue des sciences médicales*, 1891, p. 88.

par les moules, *Macweeney* a fait des recherches sur les micro-organismes qui peuvent en pareil cas devenir pathogènes. Il a successivement étudié le liquide contenu dans le manteau, le byssus et le foie. Dans ces trois organes, les microbes pullulent, mais ceux du foie offrent un intérêt spécial, car ils donnent lieu à des cultures d'odeur fétide et qui paraissent toxiques. Le microbe qui les constitue est un bacille virgule dont les réactions sont identiques avec celles du bacille de Finkler et Prior, et dont l'inoculation est mortelle pour les lapins et les cobayes dans les vingt-quatre heures.

Dans un autre fait d'empoisonnement[1] par les moules, *Cameron* observa des accidents très graves, vomissements, dyspnée, gonflement de la face, incoordination motrice, mouvement spasmodique du bras. Un des enfants empoisonnés mourut en moins d'une heure. La mère et les trois autres enfants succombèrent au bout de deux heures. Un seul enfant et la bonne (celle-ci n'avait mangé que quatre moules) survécurent après de graves accidents.

Les moules provenaient d'un fond où l'eau de mer se trouvait souillée par l'arrivage d'eaux

1. *Revue des sciences médicales*, 1891, p. 88.

d'égout. Comparées aux moules de la pleine mer elles avaient le foie plus gros et les coquilles plus fragiles. L'analyse chimique montra la présence d'une leucomaïne en quantité suffisante pour donner les réactions et former quelques cristaux visibles au microscope, mais une quantité trop faible pour être complètement déterminée. *Cameron* la croit cependant analogue à la *mytilotoxine de Brieger*. Aucun autre poison ne fut retrouvé dans les matières vomies. L'empoisonnement fut donc exclusivement produit par les moules rendues nuisibles par l'eau malsaine où elles s'étaient nourries.

Dans certains cas il a été difficile de se prononcer sur la nature de l'*intoxication alimentaire* que les médecins avaient de la tendance, surtout autrefois, à rattacher à la fièvre typhoïde. Aujourd'hui, ces accidents seraient plutôt du domaine des intoxications que de celui de la fièvre typhoïde.

Nous citons quelques-uns de ces faits [1] :

En 1878 il y eut près de *Zurich*, à *Kloten*, une fête musicale qui avait attiré du dehors une grande foule. On y mangea la viande d'un veau, que l'on sut plus tard n'avoir été âgé que

1. *Dict. des sciences médicales*, p. 555, art. *Fièvre typhoïde* de J. Arnould.

de quelques jours et avoir été malade au moment de l'abatage, opéré pour cette raison clandestinement et un temps notable avant la fête. On y mangea aussi de la viande d'autres veaux, sains probablement, mais qui s'était trouvée au contact ou au voisinage des morceaux du premier.

Dès le second jour après la fête, le 3e, le 4e, mais surtout à partir du 5e jusqu'au 9e, un grand nombre de personnes des villages environnants et des visiteurs plus éloignés tombèrent malades. Il y en eut 660 au bout de trois semaines et seulement 6 décès, à l'occasion desquels l'autopsie permit de constater les lésions anatomo-pathologiques de la fièvre typhoïde, spécialement le gonflement des plaques de *Peyer* et les ulcérations intestinales.

WALDER, qui observa 250 de ces malades, déclare que 121 cas lui parurent être des fièvres typhoïdes légitimes, c'est-à-dire d'une durée de plus de 16 jours, et 129 cas des typhus abortifs, durant moins de 16 jours. Les symptômes des premiers étaient des troubles digestifs, la diarrhée le plus souvent, mais non toujours, le météorisme, la sensibilité iliaque, une éruption rosée discrète, le gonflement de la rate, la langue caractéristique, les troubles sensoriels spéciaux, parfois de la bronchite. On compta 74 cas qu'il fallut attribuer à une propagation contagieuse ou infectieuse.

Bien que la plupart des observateurs n'aient pas hésité à voir dans ces faits la fièvre typhoïde, nous pensons plutôt à une *intoxication alimentaire*, pour un grand nombre du moins; on ne peut pas admettre en effet une fièvre typhoïde éclatant brusquement le 2e, 3e et 4e jour après la contamination, par la viande de veau; car il paraît évident que c'est la chair de cet animal malade qui a été la cause première de cette épidémie.

En 1841, à *Andelfingen*, en Suisse, à l'occasion d'une réunion musicale dans laquelle il fut consommé de la viande de veau, une épidémie toute pareille avait éclaté, qui frappa 450 personnes et causa 10 décès; *Griesinger* tenait pour la *fièvre typhoïde; Liebermeister, Lebert, Biermer* pour l'*empoisonnement putride*.

En 1879, à la suite d'un marché annuel à *Chemnitz*, 243 personnes, qui avaient consommé de la viande (saucisses) provenant d'une certaine boucherie, tombèrent malades. *Flinzer*, qui raconta l'épidémie, émet l'avis qu'il s'agissait, non de la fièvre typhoïde, mais d'une *mycose intestinale*.

Telle avait été aussi l'opinion de *Huber* au sujet d'une épidémie du même genre, survenue à *Wurzen* en 1877, et qui frappa 206 malades, tandis que *Butter*, autre observateur des mêmes accidents, croyait à l'empoisonnement septique.

En octobre 1885, 19 personnes mangèrent des moules fraîches dans le port de *Wilhemshaven*[1] : toutes tombèrent malades plus ou moins gravement, et quatre moururent.

Les premiers symptômes qui suivirent de près le repas furent une sensation de constriction à la gorge ainsi que des fourmillements et des démangeaisons dans les extrémités; il y avait en même temps de la lourdeur de tête; les sujets étaient très agités; ils ne pouvaient rester en place, et remuaient les jambes en tous sens; la fièvre était nulle; les pupilles dilatées ne réagissaient pas à la lumière; la parole était hésitante, difficile.

L'agitation du début fut bientôt remplacée par un alourdissement marqué; les malades avaient le sentiment de faiblesse générale, et la paralysie s'accentuait de plus en plus. Des vomissements apparurent, sans colique, sans diarrhée ; les extrémités devinrent plus froides,

1. Comm. de VIRCHOW, Recueil des travaux du comité consultatif d'hygiène publique, 1890. Rapporteur Dr Netter.

et le refroidissement peu à peu se généralisa.

La mort survint après trois quarts d'heure, trois heures et demie, cinq heures.

A l'autopsie on trouva de l'injection du tube intestinal, l'augmentation de la rate, une apparence particulière du foie que *Virchow* avait déjà observée après l'usage de la pilocarpine.

Les recherches de *Voelf* montrèrent que le principe toxique siégeait exclusivement dans le foie des moules : *Salkowski* et *Brieger* l'isolèrent et lui donnèrent le nom de *mytilotoxine*.

Nous avons essayé, par quelques exemples, de montrer ce qu'était un empoisonnement par des aliments, comment une intoxication accidentelle ressemblait à une intoxication expérimentale.

Nous allons revenir sur les différents signes observés ordinairement et les grouper d'une façon méthodique.

Une des particularités les plus intéressantes de ces intoxications c'est la *lenteur* avec laquelle les symptômes du début se manifestent[1]. Dans

1. Il est bien entendu que nous parlons des intoxications alimentaires dues à l'ingestion d'aliments gâtés, par la voie digestive ; car les signes sont beaucoup plus rapides lorsqu'on pratique des injections veineuses de matières putrides.

l'indigestion simple, due à ce qu'un individu a absorbé trop d'aliments liquides ou solides, les phénomènes apparaissent pendant la digestion, 2, 3, 4 heures après le repas.

Dans l'*intoxication alimentaire*, l'empoisonnement met un certain temps à apparaître : le temps qui s'écoule entre l'ingestion et les premiers signes de la maladie est relativement très long ; c'est 12, 24, 36, 38 heures même après le repas que l'individu en bonne santé, sans avoir éprouvé le moindre malaise est pris ; il a pu, dans la plupart des cas, faire un deuxième, un troisième repas depuis son dîner suspect, avec appétit même, ou n'éprouvant que des troubles digestifs insignifiants. C'est alors que l'individu est frappé plus ou moins gravement et présente les différents symptômes dont nous avons déjà donné un aperçu.

Cette *lenteur* dans l'apparition des symptômes est très importante à connaître ; d'abord elle est en quelques sorte *pathognomonique ;* si elle ne s'observe pas dans tous les cas, elle se montre dans plus des 3/4 des cas ; cette moyenne nous autorise donc à en signaler l'importance. De plus cette lenteur rendra les recherches postérieures relativement à tel empoisonnement très difficiles, sinon impossibles : car il arrivera dans bien des circonstances que plusieurs personnes, cent, deux cents même seront frappées et présenteront des signes d'*intoxication alimentaire*, alors que la recherche de la cause de l'empoisonnement, c'est-à-dire de l'aliment à juste titre soupçonné, de la boîte de conserve suspecte, sera rendue impossible, parce que le temps écoulé entre l'ingestion et l'apparition aura été trop long et que les restes se seront gâtés ou auront été jetés, ce qui n'arriverait pas, si les accidents survenaient deux heures ou trois après le repas. Les matières vomies même ne sont en général d'aucun secours, car celles qu'on peut recueillir sont bien postérieures à l'ingestion des aliments suspects.

« Ce qui fait la difficulté de ces recherches [1], c'est que l'expertise se fait toujours trop tard; ce n'est guère que lorsque les accidents ont une certaine gravité et sont un peu anciens que les experts sont appelés. Les matières alimentaires saisies ne sont plus les mêmes que celles qui ont produit l'intoxication. »

Les premiers symptômes ne seront pas les mêmes chez tous les malades; en général les signes du côté du tube digestif ouvrent la

1. BROUARDEL, Congrès international d'hygiène et de démographie, 1880.

scène; cependant ceux-ci peuvent être précédés de quelques signes particuliers du côté du système nerveux; le malade se plaindra de mal de tête, de vertiges même; puis éclateront les *troubles digestifs*. L'appétit est diminué ou perdu; il y a un dégoût pour les aliments; puis apparaissent des douleurs vagues dans le ventre, allant en s'accentuant; ces *coliques* violentes, continues ou présentant des exacerbations, se manifestent dans tout l'abdomen, avec certains points particulièrement douloureux; la douleur atteint son maximum d'intensité au niveau de l'épigastre et de l'ombilic; les malades se tordent dans leur lit, et portent les mains vers les parties douloureuses.

Les *vomissements*, qui quelquefois ont marqué le début de l'intoxication, apparaissent, alimentaires d'abord, puis bilieux, souvent très *fétides*; ces vomissements pourront être une cause d'erreur, car les aliments qui les composent ne sont pas, le plus souvent, ceux qui ont produit l'empoisonnement; les matières toxiques ont été digérées depuis plusieurs heures, et l'estomac ne contient, au moment des accidents, que les aliments ingérés au précédent repas.

La *diarrhée* survient, très abondante et très

fréquente; les selles diarrhéiques, bilieuses, deviennent les heures suivantes séreuses; elles peuvent même se colorer en rose, et cet aspect sanglant persiste plusieurs heures.

Un caractère sur lequel nous avons déjà eu à insister, c'est l'odeur particulièrement *fétide* que répandent ces selles, odeur qu'on ne retrouve pas dans l'indigestion simple non toxique et qui n'est comparable qu'à celle que l'on observe dans la *diarrhée d'amphithéâtre.*

La *soif* est vive; le malade boit avec avidité et y trouve un certain soulagement; si on ne le modère pas, il absorbe de l'eau d'une façon immodérée; et, dans une de ces épidémies, les malades ont bu en quelques heures deux, trois, quatre, jusqu'à neuf litres d'eau. Cet abus de liquide non seulement soulage les malades, mais encore, fait important, il atténue les symptômes; généralement ceux qui ont pu se livrer à cet excès d'eau présentent une atténuation des symptômes plus rapidement que ceux qui ont peu bu. Cette *polydypsie* peut donc être regardée comme favorable.

Cette soif ardente est accompagnée d'une *sécheresse* extrême de la gorge; le malade se plaint d'une sensation de *brûlure au pharynx* et à la bouche. Cependant la salivation est abondante; quand la salive diminue, le malade demande à boire et cherche ainsi à amoindrir cette sensation si pénible de brûlure. Si ces symptômes ne s'amendent pas, la déglutition s'embarrasse, se fait avec difficulté et peut même être impossible; il y a alors une véritable *dysphagie* qui vient encore augmenter la situation douloureuse et pénible.

Si on vient à *palper le ventre*, on le trouve dur, tendu; une palpitation, même légère, fait pousser des cris au malade qui se plaint sans cesse de cette *barre*, de cette *constriction* abdominale.

Bientôt, en quelques minutes parfois, le malade est couvert de *sueurs* abondantes; ses forces se perdent; il ne peut plus se tenir debout et tomberait si on ne le soutenait pas; des *vertiges*, des *étourdissements* viennent encore le fatiguer.

La *fièvre* est la règle et fait *rarement* défaut; le thermomètre monte à 39, 40, 41 degrés; le malade a des frissons; il a tantôt des bouffées de chaleur, tantôt il se plaint d'avoir froid.

On observe des troubles de la *sensibilité* qui est plus ou moins obtuse.

Les *troubles du côté des yeux* ont une grande importance, car ils font rarement défaut, aussi bien chez l'homme que chez l'animal en expérience; il existe une *dilatation pupillaire;* les objets sont vus confusément, comme à travers un nuage; ils peuvent être vus en double, et cette *diplopie* s'observe, soit pour les objets rapprochés, soit pour ceux qui sont un peu éloignés. On a également noté la *photophobie.*

Ces troubles oculaires peuvent revêtir une forme plus grave encore; les muscles élévateurs de la paupière se *paralysent* dans certains cas, et le malade, pour voir les objets, est obligé soit de renverser fortement la tête en arrière, soit de relever les paupières avec les doigts.

Il existe une *parésie* et même une *paralysie* des globes oculaires dont les mouvements de rotation ne se font qu'avec lenteur; ce *strabisme* est généralement peu marqué.

La *conjonctive* est rouge, injectée; elle est le siège d'une grande vascularisation, avec sécrétion exagérée.

La *voix* est *affaiblie, rauque;* le malade s'exprime avec difficulté.

La *langue* est *sèche;* le pharynx, le voile du palais sont *rouges,* injectés.

Les *urines* sont *normales;* parfois on a observé de la *rétention.*

Enfin on a signalé encore des symptômes divers, *épistaxis œdème des pieds* et des jambes, *éruptions cutanées diverses.*

Les mouvements du cœur sont peu énergiques; le *pouls* est *mou*, dépressible.

La *respiration* est *irrégulière*, sifflante ou difficile.

Ces différents signes peuvent aller en diminuant, et le malade *guérit;* ou bien ils s'exagèrent de plus en plus; les signes du côté du tube digestif, diarrhée, vomissement, les phénomènes nerveux, l'agitation, les crampes dans les membres inférieurs, etc., augmentent de plus en plus ; le malade est en proie à une *agitation extrême;* en général il a toute sa connaissance, l'*intelligence est intacte.* Mais le cœur présente des mouvements plus faibles, le pouls est de plus en plus mou, la faiblesse extrême, la voix cassée, et le malade *meurt*, la respiration de plus en plus embarrassée.

Il est encore une autre terminaison; c'est la *guérison apparente*, malgré l'intensité des symptômes : il semble que la convalescence doive s'établir d'une façon régulière et normale, mais les forces ne reviennent pas les jours suivants; la faiblesse augmente bien que la diarrhée et les vomissements aient cessé, et la mort survient 10, 20 ou 30 jours plus tard, la réaction n'ayant pu s'installer dans cet organisme débilité et anéanti. Il se passe là des phénomènes analogues à ceux qui sont parfois observés dans la convalescence du *choléra* : le malade guérit du choléra, et meurt dans le marasme, n'ayant pu fournir les frais nécessités par les phénomènes réactionnels.

CHAPITRE XI

THÉRAPEUTIQUE

La prophylaxie. — Les aliments de bonne qualité. — Les viandes tuberculeuses. — L'ébullition. — La stérilisation des eaux potables; les filtres, leurs dangers. — Les boîtes de conserve. — Soins à donner en cas d'intoxications. — L'hygiène alimentaire dans les villes assiégées, sur les navires, etc.

Dans les questions d'alimentation, la thérapeutique prophylactique, c'est-à-dire l'hygiène des produits alimentaires, doit tenir la première place. C'est en surveillant les marchés, les abattoirs, en ne laissant mettre en vente que des aliments, animaux ou végétaux, reconnus sains qu'on évitera des accidents dans bien des cas.

La *prophylaxie*, dans certaines affections telles que le *charbon*, jouera un grand rôle. Grâce aux procédés de *Pasteur*, on sait qu'il est possible de conférer l'immunité aux animaux en les vaccinant. En France et à l'étranger ces vaccinations anticharbonneuses sont mises en usage et donnent d'excellents résultats qui sont indiqués dans un tableau[1], établi d'après les renseignements fournis par les vétérinaires vaccinateurs, renseignements qui portent sur plus de la moitié des animaux vaccinés.

On voit donc que la mortalité, depuis la vaccination, est tombée à moins de 1 p. 100 pour les moutons et de 1 et demi p. 100 pour les vaches; autrefois elle était de 8 à 10 p. 100 pour les moutons et de 5 p. 100 pour les vaches.

Dans le cours de ce travail, nous avons montré quels étaient les aliments non nuisibles, à quoi on les reconnaissait, quels étaient ceux qu'il fallait rejeter de l'alimentation et pour quels motifs, les dangers que faisaient courir les viandes habitées par des parasites ou envahies par les microbes.

Il est de toute nécessité, pour éviter un certain nombre d'accidents, de ne laisser aller dans la circulation que des viandes saines et de bonne qualité.

La *qualité* de la viande[2] dépend d'une part

1. Voir *Encyclopédie d'hygiène et de médecine publique*, article *Épizootie* de MM. Nocart et Leclainche.

2. Voir Morache, *loc. cit.*, p. 551.

de l'animal qui l'a fournie, de son âge, de son état d'engraissement; de l'autre, de la région du corps où on l'a choisie; *la première catégorie*, la bonne viande doit présenter une couleur vive, être bien entrelardée de graisse blanche, avoir une bonne consistance et une odeur agréable.

La viande de *seconde qualité* doit être aussi rouge; mais elle peut être moins riche en graisse.

La viande de *troisième qualité* est de couleur plus foncée, ou bien plus pâle, molle, pauvre en graisse; au bout de quelques heures de dessiccation, le tissu cellulaire devient jaunâtre : c'est une viande qui provient d'animaux trop jeunes ou trop vieux, mais insuffisamment nourris. Les animaux jeunes ont une viande pâle; une couleur brun foncé doit faire soupçonner de la viande de taureau ou celle d'un animal surmené. Cette viande de troisième qualité n'est pas insalubre, mais elle est moins nutritive.

Ces différentes viandes doivent être fermes, élastiques au toucher, ne laisser suinter aucune sérosité sur la tranche fraîche; la moelle des os longs doit être ferme, solide, d'un blanc mat légèrement rosé.

On n'oubliera pas que les bouchers usent parfois de certains artifices pour donner de la fraîcheur à leurs morceaux : ils *insufflent* la viande, en même temps qu'ils la *colorent* en la frottant de sang.

Les *volailles* s'altèrent assez rapidement, surtout en été, si on n'a pas le soin de les vider ; on devra rejeter de la consommation toutes celles qui ne présenteront pas un parfait état de fraîcheur [1].

Les altérations portent surtout sur les points suivants : au croupion, sur le dos, sous le ventre, à la face interne des cuisses et des ailes, parties qui revêtent successivement une teinte verdâtre plus ou moins marquée.

L'œil est enfoncé dans l'orbite, terne et opaque ; les plumes s'arrachent avec la plus grande facilité.

Dans les cas douteux il sera utile, pour constater l'état de décomposition, de pratiquer une *légère incision* soit à la peau du ventre, soit à la face interne des ailes ou des cuisses ; on perçoit alors une *odeur caractéristique*.

Lorsque les volailles commencent à s'altérer visiblement les marchands ont l'habitude d'en-

1. VILLAIN et BASCOU, *loc. cit.*, 2e éd., p. 389.

lever les abatis, de flamber le corps, de ficeler les membres; on devra se défier des animaux ainsi préparés et les examiner avec soin.

Le *poisson frais*[1] se présente sous un aspect brillant; les ouïes sont d'un beau rouge franc; l'œil est clair; l'ouverture anale est herméti-quement fermée.

Il est ferme dans toutes ses parties et répand une odeur de marée.

Une journée d'exposition à l'air suffit pour que le poisson s'avarie : la surface du corps paraît alors sale, le brillant a disparu, malgré le soin que prennent les commerçants d'asperger le poisson d'eau fraîche ou de le recouvrir de linges mouillés. Si on écarte l'opercule des ouïes, on voit que les branchies prennent une *teinte plombée*, grisâtre, *verdâtre* même; on cherche parfois à masquer cette coloration en appliquant du sang frais sur les branchies. L'œil devient *terne*, opaque; il s'enfonce dans l'orbite; le poisson pris dans la main est *flasque*, mou; il n'a plus de fermeté et conserve l'empreinte du doigt. Il répand une *odeur forte, nauséabonde;* l'ouverture anale est béante, le rectum fait hernie en dehors[2].

1. Villain et Bascou, *loc. cit.*, 2e éd., p. 389.

2. On trouvera dans l'ouvrage de MM. Villain et Bascou

Les *viandes provenant d'animaux tuberculeux peuvent-elles servir à l'alimentation humaine?* Depuis longtemps ce sujet a été discuté, et aujourd'hui encore, bien que des lois aient été promulguées, les auteurs ne sont pas d'accord.

Villemin avait, dans ses immortelles expériences, démontré que les organes tuberculeux donnaient la tuberculose; *Chauveau*, *Toussaint*, *Galtier* étaient également unanimes à reconnaître la contagiosité de la tuberculose par la voie digestive. *Nocard* avait rendu tuberculeux deux jeunes renards en leur donnant trois fois 500 grammes de poumon tuberculeux.

Ainsi donc, expérimentalement il était démontré que l'ingestion d'organes tuberculeux donnait naissance à la tuberculose; en pratique cependant la question marcha plus lentement. L'ingestion d'organes tuberculeux donne la tuberculose, mais si d'un animal tuberculeux du poumon on retranche l'organe malade, ainsi que les ganglions ou organes voisins contaminés, la chair de l'animal donnera-t-elle la tuberculose si elle est introduite dans les voies digestives? Les expérimentateurs n'arrivent

d'intéressants renseignements sur la qualité des aliments, sur la manière de reconnaître, dans un civet par exemple, ce qui revient au chat ou au lapin, d'après l'examen des os, etc.

pas sur ce point aux mêmes conclusions. Cependant, *il résulte des travaux entrepris dans ce but, que la chair d'un animal à tuberculose localisée, sans grande généralisation, n'est pas capable ordinairement de contagionner ceux qui s'en nourrissent, tandis qu'un animal à tuberculose généralisée, dont un grand nombre des ganglions sont atteints, ainsi que les séreuses, peut devenir contagieux par ingestion.*

Au point de vue pratique, hygiénique, on s'est demandé longtemps quelle devait être la conduite de l'inspecteur de boucherie en présence d'une viande appartenant à un animal tuberculeux. Au congrès de Bruxelles, en 1883, M. *Bouley* fit cette proposition : « La tuberculose ayant été reconnue expérimentalement transmissible par les voies digestives, le congrès déclare qu'il y a lieu d'éliminer de la consommation les viandes provenant d'animaux tuberculeux, quel que soit le degré de la tuberculose, et quelles que soient aussi les qualités apparentes de la viande. » Cette proposition ne fut pas adoptée. On préféra la suivante, qui n'était pas très pratique : « Pour que la viande et les viscères d'une *bête pommelière*[1] puissent être

1. La pommelière est la tuberculose des bovidés.

livrés à la consommation, il faut que, au moment de l'abatage, la maladie soit reconnue être à son début, que les lésions ne soient étendues qu'à une petite partie du corps, que les glandes lymphatiques se montrent encore exemptes de toute lésion de la pommelière, que les foyers tuberculeux n'aient pas encore subi de ramollissement, que la viande présente les caractères d'une viande de première qualité et que l'état général de la nutrition d'un animal ne laisse rien à désirer au moment où il a été sacrifié. »

En 1884, au congrès d'hygiène de la Haye, M. *Vallin* lut un rapport sur le danger de l'alimentation avec la viande et le lait des animaux tuberculeux. L'éminent professeur d'hygiène considère comme dangereuses pour l'alimentation les parties d'un animal tuberculeux non envahies par cet élément qu'autant que la tuberculose serait ancienne, généralisée, étendue à la plupart des organes. Il formula la proposition suivante : « Provisoirement du moins, on peut se borner à prohiber et à saisir la viande provenant d'animaux atteints de tuberculose confirmée, généralisée, avec amaigrissement commençant. »

Si en général une tuberculose généralisée

avec envahissement ganglionnaire rend l'animal étique et hydroémique au point que la saisie est sûrement pratiquée, il est des cas, relativement fréquents, où une tuberculose généralisée des ganglions, des viscères, des séreuses, laisse néanmoins à l'animal une apparence de bonne santé, des muscles volumineux d'une belle coloration rouge, une graisse abondante autour des rognons.

Au congrès sanitaire vétérinaire de 1885, l'assemblée adopta la conclusion de M. *Arloing* : « Il doit être interdit de livrer à la consommation les viandes, même de belle apparence, provenant d'animaux atteints de tuberculose, toutes les fois que les lésions tuberculeuses d'un viscère important ou d'une séreuse ont de la tendance à se généraliser, c'est-à-dire ont franchi les ganglions lymphatiques afférents à ces organes.

« Dans les cas où les viandes pourront être livrées à la consommation, les organes tuberculeux et les ganglions lymphatiques voisins seront détruits. »

En 1888, M. *Nocard*, à la séance d'ouverture du congrès pour l'étude de la tuberculose, a exposé qu'il n'avait obtenu qu'un cas de tuberculose par inoculation de suc musculaire provenant de vaches tuberculeuses au dernier degré sur vingt et une séries d'animaux inoculés.

Aujourd'hui l'arrêté ministériel du 28 juillet 1888 donne satisfaction aux plus timorés :

« *Article II.* — Les viandes provenant d'animaux tuberculeux sont exclues de la consommation :

« 1° Si les lésions sont généralisées, c'est-à-dire non confinées exclusivement dans les organes viscéraux et leurs ganglions lymphatiques;

« 2° Si les lésions, bien que localisées, ont envahi la plus grande partie d'un viscère, ou se traduisent par une éruption sur les parois de la poitrine ou de la cavité abdominale.

« Ces viandes, exclues de la consommation, ainsi que les viscères tuberculeux, ne peuvent servir à l'alimentation des animaux et doivent être détruites. »

M. *Arloing* avait opéré dans les mêmes conditions que M. *Nocard*, et avait obtenu un résultat positif sur deux; M. *Galtier*, sur vingt-deux séries, a obtenu sept succès. M. *Arloing*, au congrès de 1888, était pour la prohibition absolue des viandes tuberculeuses, et avait émis la proposition suivante, adoptée par un grand nombre de membres :

« Il y a lieu de poursuivre, par tous les

moyens, y compris l'indemnisation des intéressés, l'application générale du principe de la saisie et de la destruction totales pour toutes les viandes provenant d'animaux tuberculeux, quelle que soit la gravité des lésions spécifiques trouvées sur ces animaux. »

M. *Arloing*[1] proposa au congrès de 1891 pour l'étude de la tuberculose d'adopter les vœux suivants :

« 1° Le service d'inspection des viandes sera établi sur toute l'étendue du territoire dans le plus bref délai possible.

« 2° La viande des animaux tuberculeux, dans tous les cas indistinctement, ne sera jamais livrée à la consommation sous l'état frais.

« 3° Elle sera stérilisée ou transformée par une application suffisante de la chaleur ou salée, suivant les lieux ou les circonstances, avant d'être livrée à la consommation.

« 4° La moins-value résultant de ces transformations ou modifications sera compensée par une indemnité.

« L'indemnité devra provenir d'une légère taxe prélevée sur toutes les têtes de bétail soumises à l'inspection. »

1. Congrès pour l'étude de la tuberculose, 2e session 1891. Paris, chez Masson, p. 281.

Ces vœux ont été adoptés en partie par le congrès. Il est évident, comme l'a fait remarquer M. *Trasbot*, que la première chose pour arriver à un résultat satisfaisant est d'obtenir la suppression absolue de tous les abattoirs particuliers qui sont très nombreux et qui ne peuvent être surveillés : c'est ainsi que dans le département de la Seine il en existe encore six à sept cents !

Quant aux aliments frais, non contaminés, présentant une belle apparence, mais qui seront inconnus, comme certains *poissons*, il sera préférable de s'enquérir auprès de gens du pays s'ils peuvent être impunément mangés. Si les renseignements font défaut, il sera plus sage d'en faire l'essai sur les animaux avant de s'en servir pour l'alimentation de l'homme. C'est le seul moyen de reconnaître l'innocuité d'un poisson inconnu, par exemple.

Les *différents procédés de conservation des aliments, peuvent-ils mettre à l'abri d'accidents alimentaires?* Non, il n'est aucun moyen qui soit capable, *d'une façon absolue*, d'assurer l'innocuité des matières alimentaires. Et cependant les moyens proposés pour atteindre ce but sont nombreux : le *froid*, la *chaleur*, le *fumage*, le *salage*, etc., ont été préconisés.

Le *salage* des viandes leur fait perdre de

leurs qualités nutritives; la salaison a pour effet d'enlever à la viande le tiers ou même la moitié des liquides qu'elle possédait. Ainsi privée d'une grande partie de ses principes solubles, tels que matières extratives, créatine, créatinine, albumine, sels divers, qui se retrouvent dans la saumure, la viande est moins digestive que la viande fraîche. « La saumure, dit *Morache*, qui a servi à contenir les aliments, acquiert quelquefois des propriétés toxiques, dont la nature, encore mal déterminée, se relie évidemment à la formation d'alcaloïdes septiques provenant des principes albuminoïdes qui lui ont été fournis par la viande. Les accidents, relativement fréquents, qui succèdent à l'ingestion de viandes salées mal conservées, n'ont pas d'autre origine. Il est dès lors indiqué, même pour une salaison en apparence saine, de la laver à plusieurs eaux, de l'y faire séjourner afin d'enlever autant que possible l'excès de sel et toute trace de saumure. »

On a fait d'ailleurs un certain nombre d'expériences pour rechercher si le *salage* ne privait pas les viandes d'animaux malades de leurs propriétés infectieuses. *Freytag*[1] a vu que le bacille

1. FREYTAG, *Archiv. f. hyg.*, XI.

tuberculeux n'est tué qu'au bout de 3 mois, le micro-organisme de l'érysipèle 2 mois, les bacilles typhiques et staphylocoques pyogènes 5 à 6 mois, le bacille du rouget du porc 3 mois.

Le plus précieux, celui qui donne les résultats les moins inconstants, c'est la *chaleur*, l'ébullition prolongée un certain temps. Elle peut ne pas protéger l'organisme contre certains poisons tels que des *ptomaïnes*, ce qui explique que des viandes cuites et bien cuites ont cependant donné lieu à des accidents. Mais généralement la *chaleur* est une grande garantie, car elle met à l'abri contre toute une grande classe des intoxications, les *intoxications parasitaires;* elle protège l'homme d'une façon parfaite aussi bien contre les œufs de tænia que contre les micro-organismes tels que ceux de la *tuberculose*, etc.

Dans certaines circonstances les accidents sont survenus après une longue cuisson des aliments. Mais le plus souvent, en passant en revue et en étudiant avec soin ces cas, il est facile de reconnaître la cause de l'empoisonnement : la viande a été bouillie, mais au lieu de jeter le bouillon, les malades ont bu le bouillon et mangé la viande ; or, c'est le plus souvent le bouillon qui est toxique ; il a pris à la viande une grande quantité de ptomaïnes solubles, l'a débarrassée, mais s'est chargé de ses principes toxiques.

Aussi, dans des viandes suspectes que l'homme poussé par les circonstances sera dans la nécessité de manger, il devra les faire bouillir et éviter de se nourrir de l'eau qui a servi à la cuisson.

Ce que nous disons pour la viande s'applique à d'autres aliments; on sait en effet que certains *champignons toxiques* perdent leur toxicité qu'ils passent à l'eau dans laquelle on les a fait bouillir.

C'est encore l'*ébullition* qui protégera le mieux l'homme contre les maladies dues aux *eaux contaminées* : en quelques heures l'eau bouillie exposée à l'air s'est chargée d'oxygène en quantité suffisante.

Les *filtres, quels qu'ils soient*, présentent tous des inconvénients, des dangers. Si le filtre en grès des fontaines bourgeoises de Paris laisse passer tous les microbes, les filtres les plus modernes, les mieux installés, tels que les filtres à bougie, sont également dangereux. D'abord les expériences de laboratoire ont démontré que ces bougies retiennent pendant quelques jours (5 à 6 en moyenne) les micro-organismes; ils donnent une eau absolument pure au point de vue bactériologique; mais ils ne tardent pas à offrir une résistance moindre, et peu à peu les microbes les traversent.

Il est donc nécessaire de nettoyer avec soin les bougies filtrantes et de les aseptiser tous les cinq à six jours en les faisant bouillir dans de l'eau ou en les plaçant à l'autoclave ou dans un four. Si on ne prend pas ces précautions on boit une eau qui rapidement devient plus toxique, plus dangereuse que celle qui n'est pas filtrée; cette dernière en effet ne se contaminant pas sur un filtre sale et couvert de micro-organismes.

En temps ordinaire l'eau filtrée par des appareils bien disposés et régulièrement nettoyés suffira donc à l'alimentation. Mais quand on soupçonnera la mauvaise qualité de l'eau, quand on vivra dans un foyer cholérique ou typhique, etc., il sera prudent de ne boire l'eau que *filtrée* et *bouillie;* c'est le seul moyen d'être à l'abri de toute contamination par les eaux.

L'*ébullition prolongée* mettra encore à l'abri contre cette redoutable intoxication par *le lait* provenant d'animaux tuberculeux. Peu importe que la tuberculose ne soit transmise par le lait que lorsque celui-ci provient d'animaux portant des lésions tuberculeuses des mamelles, ou que la tuberculose des poumons soit ou ne soit pas suffisante pour rendre le lait tuberculeux. Ce sont d'importantes discussions, très controversées, difficiles à résoudre. Ce que nous savons, c'est que le lait renferme parfois des *bacilles de Koch* : comme l'*ébullition seule* est capable de le rendre inoffensif, il est donc de toute nécessité de le faire bouillir, soit pour la nourriture des adultes, soit pour celle des enfants.

Parlant de la stérilisation des eaux, le docteur Martin [1] passe en revue la *filtration* et l'*ébullition suffisamment prolongée*.

« La filtration des eaux, soit pour les usages domestiques, soit pour l'alimentation publique, a fait de grands progrès dans ces dernières années ; mais tous les procédés jusqu'ici imaginés n'offrent qu'une sécurité relative ; les meilleurs sont d'une grande délicatesse, et ils exigent une surveillance personnelle qui n'est pas sans laisser quelque inquiétude. Qu'il s'agisse de filtres en biscuit de porcelaine ou en porcelaine d'amiante, qu'on se serve des appareils si multipliés qui utilisent les propriétés d'absorption de corps pulvérulents, c'est au

1. « La stérilisation des eaux par la chaleur », par le Dr A. MARTIN, Revue critique in *Revue d'hygiène*, 20 juillet 1892.

possesseur du filtre qu'il appartient surtout d'en assurer le fonctionnement régulier. Sans doute la plupart de ces appareils rendent celui-ci facile; mais il n'est pas toujours aisé de savoir à quel moment et dans quelles proportions varie la puissance filtrante du procédé employé, si bien qu'il est impossible d'affirmer que la filtration donne une sécurité absolue; l'eau qui sort du filtre le plus perfectionné peut, à un moment donné et sans qu'on en sache rien, renfermer des germes nocifs. Ce n'est pas à dire qu'il faille rejeter *a priori* l'usage de ces appareils, dont la valeur relative est considérable et l'emploi des plus utiles, mais il importe de savoir, parce qu'on paraît trop l'ignorer, qu'ils comportent une attention constante et des soins faciles mais indispensables. »

M. le Dr. G. Pouchet[1] exprime les mêmes idées dans son étude critique des procédés d'épuration et de stérilisation des eaux de boisson : « On conserve quelques doutes sur le résultat final de l'épuration, parce que l'on voit toujours survenir un moment où l'eau n'est pas absolument stérile, que ce défaut soit dû à la trop longue durée de marche de l'appareil ou à un

1. *Recueil des travaux du comité consultatif d'hygiène publique de France*, 1891.

accident survenu pendant son fonctionnement. Pour mieux peindre l'appréhension qui subsiste à la suite de ces expériences, je dirai que l'on consentirait difficilement à boire une eau souillée expérimentalement au moyen de germes de maladies infectieuses et épurée seulement à l'aide du meilleur de ces procédés. »

On voit donc que la filtration est souvent insuffisante, et peut même être dangereuse.

Le Dr. Miquel[1], après avoir fait un grand nombre d'expériences, a montré qu'il était possible de pratiquer la stérilisation absolue de l'eau en la portant à 110, 115 pendant un quart d'heure : une eau ainsi bouillie, ensemencée dans des milieux favorables, se montre rigoureusement privée de tout germe.

Dans un travail relatif à des recherches chimiques et bactériologiques sur les boues des filtres Chamberland, M. Lacour[2] est arrivé à émettre les mêmes réserves relatives à la filtration de ces filtres. Il a montré que : 1° les eaux filtrées au filtre Chamberland *sans pression* étaient complètement stériles ; 2° que l'eau filtrée à *une pression de trois atmosphères* était stérile pendant les deux premiers jours ; à par-

1. *Manuel pratique d'analyse bactériologique des eaux*. 1891.
2. *Revue d'hygiène*, 20 juin 1892.

tir du troisième jour l'eau contient des germes; 3° que l'eau filtrée à *une pression de deux atmosphères* passait parfaitement stérilisée jusqu'au quatrième jour; 5° que l'eau filtrée à une pression de *une atmosphère* était complètement stérilisée aussi bien au premier qu'au sixième jour.

L'auteur termine son travail en recommandant de limiter la pression, ou de nettoyer et de stériliser les bougies au moins tous les trois jours, si on ne peut diminuer la pression.

Il est un certain nombre de cas *d'empoisonnements alimentaires* dus à l'incurie et à la négligence sur lesquels nous insisterons: bien des personnes sont persuadées qu'une viande, un poisson, etc., renfermés dans des boîtes de conserves, que les *conserves* alimentaires, par le fait même qu'elles ont pu rester indemnes et intactes dans les boîtes pendant des semaines et des mois, sont susceptibles de garder, sorties de leurs récipients, ces qualités que la chaleur et l'ébullition leur ont données. On voit fréquemment des personnes qui ouvrent une boîte de sardines ou de viande conservée et qui pendant plusieurs jours en mangent à leur repas; si au bout de 5, 8, 12 jours elles s'aperçoivent que la boîte répand une certaine odeur, que les conserves ne sont plus bien fraîches, elles s'en étonnent, et, au besoin, fixent dans leur mémoire cette marque de fabrique dont les produits se gâtent.

Ce que nous disons au sujet des particuliers, nous pouvons le répéter pour certaines grandes administrations : c'est ainsi que dans cette épidémie de Lorient on voit que la boîte incriminée, qui fut la cause d'un certain nombre d'empoisonnements, dont quelques-uns suivis de mort, avait été ouverte le 1er juillet et la viande n'avait été distribuée que le 6 juillet!

En pleine chaleur, laisser traîner de la viande fraîche ou conservée, pendant *six* jours avant de la faire servir à l'alimentation, est véritablement une grande négligence! Il est regrettable qu'en 1874 encore une semblable faute ait pu être commise soit par les officiers, soit par les médecins chargés de la surveillance des vivres et de l'alimentation des marins.

Depuis cette époque les règlements de la marine ont été changés, et toute boîte de conserve ouverte *doit* être consommée dans les 24 heures.

Dans l'usage des *boîtes de conserve* on prendra quelques précautions qui permettront leur emploi sans danger. Ces conserves, en effet, constituent une alimentation précieuse; elles sont économiques, portatives et permettent à certaines classes peu fortunées de varier leur nourriture et de modifier l'*ordinaire* à bon marché.

Elles ont, il est vrai, par le fait même des procédés employés, perdu de leur pouvoir nutritif : il se passe dans la viande, à la longue, une espèce de désagrégation intime des fibres musculaires; c'est une transformation difficile à définir, impossible à déceler par l'analyse mais qui n'en existe pas moins : les aliments, selon l'expression du vulgaire, prennent le *goût de conserve.* « Lorsqu'elles sont préparées depuis longtemps, dit *Morache*, elles subissent une transformation sur la nature de laquelle on n'est point absolument fixé : elle tient vraisemblablement à l'hypercoction qu'a subie la viande et qui peut changer une portion de la fibre musculaire en un corps dérivé de la gélatine. Dans quelques cas on constate une sorte de dégénérescence amyloïde qui aboutirait à la formation d'un corps gras voisin de l'*adipocire.* »

On aura soin de rechercher, avant de livrer à la consommation une boîte de conserve, quelques caractères qui ont été indiqués comme étant d'une certaine valeur : le *bombage* du couvercle indique la fermentation; la *liquéfaction de la gelée*, la *saponification* de la graisse sont des caractères d'une viande avariée. Les *modifications de consistance* et de *texture*, l'*odeur d'aigre*, de *pourri*, de *poisson gâté* sont aussi des marques de modifications qui nécessitent le rejet de ces boîtes.

En règle générale, une viande trouvée bonne à l'ouverture (aspect, odeur, consistance) *devra être retirée de sa boîte immédiatement*, et placée dans un autre récipient; on aura soin de ne pas laisser le morceau *nager dans le jus* qui ne *servira pas à l'alimentation* et qui *sera jeté*.

En prenant ces quelques précautions, on peut affirmer que l'alimentation en boîtes de conserves constitue une nourriture précieuse et utile, et que les accidents ne sont pas plus fréquents qu'avec l'usage des viandes fraîches.

Quelles devront être les mesures thérapeutiques à prendre, lorsque, malgré tout, *on se trouvera en présence d'une intoxication* (viandes fraîches, aliments conservés, etc.), et que les *accidents* feront leur apparition avec plus ou moins de fracas?

Comme ceux-ci surviennent *tardivement*, l'emploi des *vomitifs* est peu indiqué; souvent, à la suite de l'ingestion d'un vomitif, le malade vomit le repas pris en dernier lieu, inoffensif, alors que l'estomac ne contient plus traces d'aliments absorbés, 8, 12, 24 heures auparavant, toxiques.

Les vomitifs seront donc le plus souvent d'un faible secours; il en sera de même du *lavage de l'estomac*.

On aura plus de chances d'arriver à un heureux résultat, en s'adressant directement à l'intestin qui contient encore des aliments nuisibles, à l'aide *soit de purgatifs, soit de lavements purgatifs*.

Les malades ont en général une *soif très vive* qui les pousse à boire des litres (9 litres dans un cas de l'épidémie de Lorient en 1881) : on aura soin de les laisser boire, de les pousser même à prendre des liquides. L'expérience en effet a montré que les malades qui ont le plus absorbé de boisson dans le cours des accidents, sont souvent le moins frappés. L'action de la boisson sur le rein est mécanique; l'émonctoire rénal est ainsi d'autant mieux lavé par la grande quantité de liquide absorbé, et les urines entraînent certains toxiques qui risqueraient de séjourner plus longtemps dans l'organisme.

On prescrira de l'eau fraîche ou de l'eau aromatisée avec de l'alcool, du thé, du café, etc.

Il sera de toute nécessité, pendant cette crise, parfois mortelle, de soutenir les forces du malade par l'emploi de l'*alcool* et des *toniques*.

Les vomissements seront combattus par la *glace* à l'intérieur, on tirera de bons profits de l'emploi de *piqûre* d'éther, de frictions généralisées stimulantes, de bains, etc.

En résumé, les prescriptions principales peuvent être limitées à deux points : 1° évacuer le poison par les purgatifs, l'administration de boissons ; 2° soutenir les forces du malade (alcool, stimulants, etc.).

La convalescence sera quelquefois longue ; une hygiène alimentaire sévère, le quinquina, les toniques, etc., ne devront pas être négligés.

Nous avons vu qu'en principe la prudence et l'hygiène conseillaient de rejeter de l'alimentation les aliments animaux ou végétaux contaminés par des parasites, des microbes, etc. : c'est la seule manière d'éviter les *intoxications alimentaires*.

Mais il est des conditions, rares il est vrai, où l'hygiéniste devra se montrer moins sévère, et laisser passer dans l'alimentation des produits mauvais, gâtés ou avariés : c'est ainsi que dans les places fortes assiégées, les armées en campagne, les navires, etc., l'hygiène peut se trouver en face de nécessités imposées par la guerre ou les circonstances. Ce sont de ces conditions où l'hygiéniste n'a pas le droit, sous prétexte de protéger la santé publique, de retirer de l'alimentation des produits, de mauvaise qualité, plus ou moins dangereux. L'autorité civile ou militaire a besoin de nourrir les troupes et les habitants, et ne peut entrer dans des considérations d'une hygiène trop rigide et trop scrupuleuse.

Et pourtant, dans ces temps difficiles, le rôle de l'hygiène devra encore garder son importance. La surveillance des vivres sera maintenue, mais avec plus de tolérance : on livrera à la consommation des viandes d'animaux malades, atteints de typhus, de tuberculose, etc., ou d'animaux surmenés, mais on aura soin de ne laisser mettre en circulation que les morceaux qui seront les moins contaminés. Si par exemple on se trouve en présence d'un bœuf tuberculeux, on retirera les viscères, on laissera de côté les parties avoisinantes des viscères malades, et le reste de l'animal servira à l'alimentation.

La même tolérance sera observée à propos des *farines* : on se servira de farines même avariées, en ayant soin de les mélanger à d'autres de qualité moins mauvaise; le pain sera médiocre, mais il sera mieux toléré par l'estomac que s'il était fait uniquement de farines avariées. Il pourra même arriver, comme pendant le siège de Paris en 1871, certaines périodes où l'hygiéniste n'aura plus de conseil à donner; les denrées, quelles qu'elles soient, devront passer dans l'alimentation, le pain ne contenant plus pour ainsi dire de farine, mais n'étant plus composé que de poussières et de saletés.

Dans ces conditions douloureuses où la nécessité aura aboli l'hygiène, on pourra encore prendre quelques précautions pour éviter les intoxications alimentaires ou pour les rendre moins dangereuses. On n'oubliera pas qu'une viande avariée, une farine gâtée, etc., risquent d'être moins toxiques si elles ont été cuites et bien cuites, la *cuisson* tuant microbes et parasites.

Et cependant le rôle de l'hygiéniste sera dans ces circonstances (siège, armées en campagne, navires, etc.) parfois considérable : le médecin, en effet, en étudiant la morbidité et la mortalité des individus enfermés dans une ville assiégée par exemple, en voyant de quelle façon les maladies évoluent ou éclatent avec l'alimentation insuffisante, donnera à l'autorité militaire des conseils prudents pour la défense; il connaîtra bien la *force de résistance* restant non pas à l'individu, mais aux individus en tant qu'agglomération; il préviendra du moment où cette agglomération ne sera plus capable de supporter les misères et les privations sans avoir à craindre de redoutables complications, telles que le *scorbut*, ou le *typhus*. A Paris, pendant le siège de 1871 la mortalité dans les derniers jours allait en augmentant; elle frappait principalement les vieillards, les gens affaiblis et les enfants. L'hygiéniste pouvait, du jour où apparut cet accroissement morbide, prévoir, à quelques jours près, quel serait le degré de résistance de la population : après les vieillards on n'aurait pas tardé à voir les gens valides, et les adultes être frappés à leur tour et les maladies avoir sur eux une prise de plus en plus facile. Une ville, arrivée à ce terme, ne présente plus qu'une résistance dont les jours sont faciles à compter.

C'est cette *force de résistance* que *Michel Levy*, pendant la campagne de Crimée, avait su calculer avec tant de précision. Le médecin en chef de l'armée française vit bientôt, en étudiant la marche de la morbidité et de la mortalité des troupes que celles-ci ne supporteraient pas longtemps les fatigues, les privations et le froid, sans être frappées d'une façon effrayante et progressive par les maladies des armées, telles que le typhus, la dysenterie, la fièvre typhoïde, etc. ; et calculant la mortalité due à ces épidémies, et celle qui résulterait de combats même très meurtriers, il engageait le commandant en chef à hâter les hostilités même au prix d'un grand nombre de vies, la mortalité par le feu devant être bien inférieure à ce qu'amèneraient avec eux le typhus, la dysenterie. Et on sait combien la suite donna raison à Michel Lévy!

BIBLIOGRAPHIE

Bible. — *Lévitique*, chap. XVII.
Oustalet. — Article *Porc* du *Dictionnaire de Dechambre.*
Aristote. — *Constitution d'Athènes.*
Plaute. — *Rudens.*
Villain et Bascou. — *Manuel de l'Inspecteur des viandes*, Paris, 1890.
Polin et Labit. — *Examen des aliments suspects*, 1892.
Article *Pain* du *Dictionnaire de Dechambre.*
Article *Falsification* du *Dictionnaire de Dechambre.*
Chevalier et Baudrimont. — *Dictionnaire des altérations et des falsifications des subst. alimentaires.*
Hassal. — *Adulterations detected in food and medicine.* London, 1865.
Revue d'hygiène, 20 mai 1892.
Barille. — *Société de méd. publique et d'hygiène*, prof. séance du 25 mai 1892.
Gabriel Pouchet. — *Hygiène alimentaire de l'Encyclopédie d'hygiène.*
Brouardel et **Pouchet.** — *Annales d'hygiène et de méd. lég.*, 3e série, t. XXII.
Foussagrive. — *Hygiène navale.*
Revue coloniale, 1856.
Dr Guegan. — *Sur plusieurs cas d'empoisonnement survenus à la suite d'ingestion de conserves alimentaires.* Paris, 1885.
Rosenthal. — *Hygiène publique et privée.*
Article *Champignon* in *Dictionnaire de médecine et de chirurgie.*
Morache. — *Traité d'hygiène militaire.*

A. Gautier. — *Chimie appliquée à la physiologie, à la pathologie et à l'hygiène.* Paris, 1874.
J. Chatin. — Académie des sciences, 1881.
Semaine médicale, 4 janvier 1893.
Gamaleia. — *Des poisons bactériens*, 1892.
Wurtz. — *Dict. de chimie*, 2e supplément, article *Putréfaction.*
Revue de médecine, 1892.
Archives de méd. expérimentale, 1892.
Zulzer et **Sonnenschein.** — *Berlin. Klin. Woch.*, 1869.
Wurtz. — *Dict. de chimie*, article *Ptomaïne.*
Cassedebat. — « Bactéries et ptomaïnes de viandes de conserve » in *Revue d'hygiène*, 1890.
Polin et **Labit.** — *Archives de méd. et de pharm. milit.*, XIV, 1889.
Brit. med. journal, 3 déc. 1892.
Brit. med. journal, 17 déc. 1892.
Arnould. — Article *Fièvre typhoïde*, page 555 du *Dict. des sciences médicales.*
Brouardel. — Congrès international d'hygiène et de démographie, 1889.
Nocart et **Leclainche.** — Article *Epizootie*, in *Encyclopédie d'hygiène et de méd. publiques.*
Netter. — *Recueil des travaux du comité consultatif d'hygiène publique de France*, 1890.
Schneider. — *De l'influence de l'hygiène sur la morbidité et la mortalité dans l'armée française.* Congrès de Berlin, 1890.
Schneider. — Congrès d'hygiène de Londres, 1891.
Revue d'hygiène, nov. 1892.
Roussy. — « Ptomaïnes et Leucomaïnes », in *Revue des sciences médicales d'Hayem.*
Revue des sciences médicales, 1891, p. 88.
Straus. — *Le charbon des animaux et de l'homme.* Paris, 1887.
Macé. — *Traité pratique de Bactériologie*, 1892.
Rieck. — *Vertieljahrschrift f. gerichtet medi. und. Œff. Sanit.*, oct. 1892.
Revue d'hygiène, nov. 1892.
Revue d'hygiène, janv. 1891.
Giornale della Reale Societa italiana d'Igiène, janv. 1890.

May. — *Revue d'hygiène*, 1884.
Ernst. — *Revue d'hygiène*, 1890.
Deutsches archiv f. kl. med., 1889.
Deutsche zeit. f. Thiermedizin, juillet, 1890.
Félix Rochard. — « Du parasitisme végétal dans les altérations du pain. » *Annales d'hygiène et de méd. lég.*, 1873.
Hygiène rurale in *Encyclopédie d'hygiène et de médecine publique*, p. 770.
Hamelin. — Article *Gesse* du *Dict. des sciences médicales*.
Académie de médecine, 1883.
Arnould. — Article *Pellagre* du *Dictionnaire de Dechambre*.
Macé. — *Des subst. alimentaires étudiées au microscope*, 1891.
L. Colin. — Article *Dysenterie* du *Dictionnaire de Dechambre*.
L. Colin. — *Annales d'hygiène*, 1872.
R. Blanchard. — « Les animaux parasites introduits par l'eau dans l'organisme, » in *Revue d'hygiène*, 1890, p. 828.
L. Colin. — Épidémiologie, in *Encyclopédie d'hygiène et de médecine publiques*.
Sueur. — *Étude sur la mortalité à Paris*. Thèse, 1872.
Duclaux. — Cours de chimie biologique de la Sorbonne, 1888.
Bouchard. — *Thérapeutique des maladies infectieuses*, 1889.
Nétter. — *Archives générales de médecine*, 1884.
G. Pouchet. — *Recueil des travaux du comité consultatif d'hygiène publique de France*, 1891.
Miquel. — *Manuel pratique d'analyse bactériologique des eaux*, 1891.
Lacour. — *Revue d'hygiène*, 20 juin 1892.
Freytag. — *Archiv f. hyg.*, XI.
Kosturin et Krainsky. — *Berlin. Klin. Woch.*, mai et juin 1891, *Revue d'Hayem*.
Bouchardat. — *Traité d'hygiène publique et privée*. Paris, 1887.
A. Drouineau. — *Essai critique sur les intoxications alimentaires*, Lyon, 1893.

TABLE DES MATIÈRES

CHAPITRE VI

CHAPITRE VII

CHAPITRE VIII

CHAPITRE IX

CHAPITRE X

CHAPITRE XI

Paris. — Typ. Chamerot et Renouard, 19, rue des Saints-Pères. — 30368.